我需要去看心理医生吗

Do I Need to See a Therapist?

?

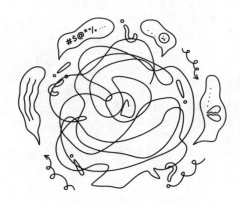

[英]唐娜·玛利亚·波特利 著

刘彦 译

世界图书出版公司

北京·广州·上海·西安

图书在版编目（CIP）数据

我需要去看心理医生吗？/（英）唐娜·玛利亚·波特利著；刘彦译 . — 北京：世界图书出版有限公司北京分公司，2022.8
ISBN 978-7-5192-8369-8

I. ①我… II. ①唐… ②刘… III. ①心理健康—通俗读物 IV. ① R395.6-49

中国版本图书馆 CIP 数据核字（2022）第 085922 号

Do I Need to See a Therapist?: How to Understand Your Emotions and Make Therapy Work for You by Donna Maria Bottomley
First published by Legend Press 2021
Copyright © Donna Maria Bottomley 2021

书　　名	我需要去看心理医生吗？	
	WO XUYAO QU KAN XINLI YISHENG MA?	
著　　者	［英］唐娜·玛利亚·波特利	
译　　者	刘　彦	
责任编辑	余守斌	
特约编辑	晁婉冰	
特约策划	巴别塔文化	
出版发行	世界图书出版有限公司北京分公司	
地　　址	北京市东城区朝内大街 137 号	
邮　　编	100010	
电　　话	010-64038355（发行）　64033507（总编室）	
网　　址	http://www.wpcbj.com.cn	
邮　　箱	wpcbjst@vip.163.com	
销　　售	各地新华书店	
印　　刷	天津鑫旭阳印刷有限公司	
开　　本	880mm×1230mm　1/32	
印　　张	10	
字　　数	186 千字	
版　　次	2022 年 9 月第 1 版	
印　　次	2022 年 9 月第 1 次印刷	
版权登记	01-2022-1982	
国际书号	ISBN 978-7-5192-8369-8	
定　　价	58.00 元	

如有质量或印装问题，请拨打售后服务电话 010-82838515

我想把这本书献给丈夫麦克和女儿蒂莉，
在过去一年的创作过程中，我的压力很大，经常处于焦虑状态。
感谢你们的无比耐心！你们是我的世界，我非常爱你们！

我还想把这本书献给这些年来我有幸接待过的来访者们。
你们不少人可能认为我已经忘了你们，但我从来没有，
我经常挂念你们，想知道你们如今过得怎样。

　　我于 2017 年开始写这本书，当时我已经是一名有着 17 年认知行为疗法（Cognitive Behavioural Therapy，CBT）从业经验的心理治疗师，刚获得眼动脱敏与再加工疗法（Eye Movement Desensitization and Reprocessing，EMDR）的专业资格，并正试着把这种新方法运用到我的日常治疗工作中。EMDR 强调要注意某种情绪的激活，并且把情绪和身体某个部位的反应联系起来，这开启了我在心理治疗实践中的重大转变。EMDR 让我意识到未处理的情绪和有关自身的消极信念可以通过身体来处理、释放，而并非一定要通过大脑的思考从认知层面来调整。

　　2017 年以来我个人经历了很多变化，当然整个世界也是如此。在我的治疗工作中，我开始越来越深入地研究关于情绪的科学，在神经系统和中脑的连接以及这一连接对情绪健康所起的作用方面取得了长足进步。多层迷走神经理论（Polyvagal theory）向我展示了迷走神经在我们情绪状态的形成过程中扮演的关键角色。"心痛"和"直觉"①都是与字面意思一致的真实感觉，而我们现在已经能够描述它们是怎么发生的，属于什么性质。当我们注意到自己的"直觉"时，我们其实就是和从身体到大脑，再从大脑返回身体的内感受器网络（interoceptive network）有了联结。

除了 EMDR 治疗师的身份，现在我还是一名"大脑定点疗法"（Brainspotting，BSP）治疗师。"大脑定点疗法"这个名字听起来有几分卖弄噱头的嫌疑，但它描述的是一种非常严肃、效果极其强大的治疗方法。心理治疗师戴维·格兰德（David Grand）通过他的 EMDR 治疗工作逐渐建立起 BSP 的理念。它要求我们在情绪被激活时不但要注意身体内部发生的变化，还要留意自己的眼光停留在何处。我们经历某种强烈情绪时眼光停留的位置是那种情绪状态的一部分，和我们中脑的活动息息相关。把眼光停留的位置和内感受性知觉（interoceptive awareness）结合起来，我们可以对大脑和神经系统里正在发生的事情有更深入的了解，还可以学着忍受并处理我们的复杂情绪。你不妨留意你在回想某段记忆时，你的眼睛往哪里看。

随着我越来越多地对来访者使用这些技术，我开始发现，

---

① "直觉"的原文是 gut feeling，字面意思是"肠道的感觉"。因为直觉往往通过肠道的某种感觉体现出来，所以作者说它和字面意思一致。中文里的"直觉"和字面意思并不一致。——译者注

不少人对心理治疗的抗拒以及他们描述的种种问题，一般都符合以下两种情况：第一，他们本身对情绪就颇为警惕；第二，他们害怕情绪失控或者被情绪压倒，不知道该如何应对。我意识到，通过写这本书，我有机会把自己在实践中学到的东西传递给更多的人，至少要远远多于我在一对一治疗中能见到的来访者。我觉得不能把这么重要的东西只握在自己手里。因此，在这本书里我会毫无保留地分享我的心得体会。我准备把人们对心理治疗的恐惧和对情绪的恐惧结合起来，提供我的一套方法，通过发展你的内感受性知觉来帮助你理解并掌控你的情绪状态。

这一路过来，我自己也经历了处理情绪的类似过程。通过研究身体感觉和大脑处理信息的方式，我开始意识到自己在感觉处理方面的不同。我的"峰值侧写"① 显示我具有"神经多样性"（neurodivergent），在发现这点后，我在生活中遇到的许多事情都可以说得通了。我开始意识到内感受性知觉在我自己的情绪健康里扮演的关键角色，并因此在辨析自己的感受方面有了长足进步。

――――――――――――――

① "峰值侧写"的原文是 spiky profile，这是一种将个人某些方面的优缺点通过图表呈现出来的评估方式。由于它早期多用于评估和工作相关的能力，而大多数人的能力根据种类不同有高有低，像山峰起伏，所以有此名字。――译者注

　　我渐渐体会到，只要我注意接收身体发出的信号，它就会传达给我某种情绪背后最纯粹的真相。然而，我那爱思考的大脑总是忙着预测即将发生的事，以至于它经常把真相搞错。我明白思维活动只是（对未发生事情的）一种预测，并不是真相本身，而且我留意自己的身体在做什么，于是我找到了自我安抚、保持平衡的方法。

　　这是一种把元认知意识（meta-cognitive awareness）（留意）和内感受性及身体信息评估结合在一起的、不具威胁性的方法。它不是解决所有问题的唯一方案，但它对情绪健康而言却是一种重要的工具。我特地使用了**"情绪健康"**这个说法，而不是**"心理健康"**，因为我相信前者更精准地体现出大脑和身体之间至关重要的双向联结。"心理健康"作为一种术语，似乎仍然把身体和大脑一分为二，这样的看法显然说不过去。

　　我想把我的来访者和我的临床督导的想法放在本书的前言里。他们长久以来影响并引导着我的心理治疗的实操工作，他们的观点对我而言非常重要。

　　我对来访者提出了下面的问题，其中两位来访者非常体贴地一一作答。为保护隐私，我抹去了他们的姓名。

＊ ＊ ＊ ＊

1. 你是否对来这里做心理治疗感到焦虑，害怕谈话过程让你感受到不想感受的情绪？

　　来访者一：在尝试去做心理治疗之前，我的理解一直是我需要控制好我的想法和情绪，把它们藏起来。我觉得我可以训练自己的大脑,少想、少感受负面的情绪。我担心治疗会让那些"糟糕"的记忆重新浮出水面。我心想,治疗也许能帮助我控制大脑。很多时候,我既不相信也不了解我的情绪,因为在我看来它们是不合情理的,而且经常对我很不利。我总觉得进行心理治疗就好比让一个陌生人进入你的脑袋,而我对此感到恐惧,毕竟对着别人展示自己脆弱的一面似乎很不安全。虽然我有这些顾虑,但我又相信如果遇上合适的治疗师,心理治疗应该会对我有帮助。

来访者二:我倒说不上有多焦虑,我只是觉得我很失败,因为我接受了自己要向心理治疗师寻求支持这个事实,而这个事实已经说明我自己无法应对困难,我是个失败者。我还觉得有些尴尬,心想别人也许会因为我需要看"精神科医生"而对我进行评判。

2. 你有没有想过如果你允许自己的某些情绪释放出来,你会发生什么状况?

来访者一:我觉得自己充满了愤怒和悲伤的情绪,根本不知道该如何释放。我担心如果我真的允许这些情绪释放出来,它们会呈排山倒海之势,完全停不下来。我不清楚那会是一个什么样的局面,这对我的脑袋来说是个未知领域,我不喜欢那种失控的感觉。

来访者二： 还是那句话，我担心自己是个失败者，或者说我向治疗师寻求支持已经表明我承认自己的失败。如果我摔断了腿或得了感冒，我会毫不犹豫地寻求医疗帮助。然而，现在我寻求的是心理方面的帮助，这让我觉得自己很软弱，在某种程度上好像是个失败者。我担心被他人说三道四，我当然不是指治疗师，而是指我的同事和朋友。我担心尝试做心理治疗会改变他们对我的看法，他们不再像以前那样信任我。

3. 这些恐惧或担忧有没有成真？

来访者一： 我的担忧和恐惧没有成真。当初我想象的各种极端情形和我后来的实际经历完全不同，现在回想起来我还会忍俊不禁。我在治疗过程中提了很多问题，逐渐明白想法和情绪是怎么回事，最后我终于感到安全，让真实的情绪释放了出来。我从来没有觉得被治疗师逼得太紧，也一直相信，深入脑海里的某些地方并不会发生糟糕的事情。我回忆起，也感受到了长久以来压在我身上的负担。慢慢地，我终于可以把这种负担放下了。

来访者二： 在我克服了最初的犹豫后，我很快意识到寻求帮助其实并不代表软弱,而是力量和勇气的体现。第一次会话让我觉得挺舒服,但说真的我可能还是过于谨慎,因为我想在心理层面保护我自己,不想经历更多的痛苦,也不想正视自己的身心状况有多糟。我只想你给我一个快速的解决方案,让我可以重新回到跑步机上锻炼。然而,我真正需要的是持久的心理层面的支持和休息,让我可以好好思考自己走到了哪一步,接下来又该如何前进。让我喜出望外的是,我的同事和朋友非但没有不支持我或对我指指点点,他们还聚集在我的周围,让我感受到自己是被爱、被照顾的。尽管我的身体状况在这一年里欠佳,但我依然被评为 2020 年的年度业绩优秀员工。大家很欣赏我寻求帮助的做法,并认为这对他们是一种激励。

4. 面对一个苦苦挣扎,然而担心看心理治疗师会让自己被情绪淹没的人,你会说些什么?

来访者一:对害怕被情绪淹没的人,我会说:多提问,与治疗师深入探讨你的恐惧和在治疗过程中可能会发生什么。通过努力,我学会了信任自己的情绪。

来访者二:我会说在你寻求专业帮助、决定善待自己之前,情况可能不会好转。大脑是你身体里相当关键的一部分,和你的心、肾或任何其他器官一样,都需要好好的照顾。心理健康事关我们所有人，没有谁能每时每刻都保持心理健康。治疗师不会评判或责骂你，他们只想和你合作，教你各种不同的应对策略，帮助你成为一个更坚强、更有能力的人。人们会因为你寻求帮助而仰慕你，因为你激励了更多的人，让他们也有勇气为自己寻求帮助。所以，你接受心理治疗不仅对你有益，对其他人也有积极的影响。

* * * *

我也想在前言里放上我的两位临床督导对本书的观点。他们的日常工作都处于心理治疗和神经科学领域的前沿，我从他们身上学到了很多。这本书在某种程度上就像是他们教授我的所有内容的精华汇总，因此在书里包含他们的想法对我来说非常重要。

科林·霍华德，霍华德心理学有限公司

（Colin Howard, Howard Psychology Ltd.）

这本书对最新的心理治疗方法和神经生物学研究进行了令人耳目一新的总结，对普通读者来说，唐娜提供信息的方式也相当接地气。这一点对读者来说大有裨益，使读者能就自己是否应该开启治疗之旅做出

了知情决策。唐娜在书中综合了一些信息，对以下两类人会非常有用：一是想理解大脑和身体是如何通过协作来储存、处理信息的人；二是对该过程的中断感兴趣的人。唐娜还阐述了人们对心理治疗存在的一些难以避免的恐惧及误解。这本书对那些犹豫是否要进行心理治疗的人非常有帮助，让他们对最新的治疗方法能有清晰、明确的认识。

伊丽莎白·多加特，伊丽莎白·多加特联合有限公司

（Elizabeth Doggart, Elizabeth Doggart Associates Ltd.）

由于同在帮助他人的行业工作，我很荣幸通过职业关系认识了唐娜。这么多年以来，我看着她逐渐成长，在心理咨询和治疗领域积累了丰富的知识和经验。

自19世纪90年代弗洛伊德具有开创性的研究以来，心理咨询和治疗经历了长足的进步和发展，而这个过程也给我们带来了远比当年丰富的知识、理解以及高度的复杂性。没错，心理咨询和治疗先后涌现出了如此多的流派，每一种流派都声称能以不同的方法帮助深受困扰的人解决他们的难题，以至于现在至少有400多条"通向罗马的大路"。那么，对来访者而言，困境就在于他们已经身陷危机和痛苦之中，在

这种时候原本就很难做决定，而他们还要从那么多的候选方案中选出一种适合他们的疗法。当然，有不少疗法借助媒体的传播，影响力相对更大一些，已经进入了大家日常的生活语境。比如 CBT、心理动力学疗法（psychodynamic therapy）、格式塔疗法（Gestalt therapy）、综合心理疗法（integrative psychotherapy）、来访者中心疗法（client-centred therapy）等。这些颇受欢迎的"谈话疗法"把焦点分别放在了我们的想法、感受或行为上，好像它们是彼此没有关联的实体。但是，如果我们只是借助谈论我们的想法去尝试应对痛苦，在一定程度上，我们是否也犯了笛卡尔的错误？也许宣称"我思故我在"，相信仅仅靠谈论我们的问题和改变我们的想法，就能找到我们需要的解决方案，这是不够的。科学证明，我们是物理的存在。我们的大脑由高度复杂的神经细胞网络构成，是我们的中枢神经系统的延伸。换言之，它是我们整个身体的一部分。事实上，我们的想法、感受和行为相互关联、彼此依赖。近些年来，比较新的一些聚焦于个人整体的疗法已经崭露头角，比如 EMDR、躯体感受疗法（somatic experiencing，SE），以及鲜为人知但非常有效的 BSP。这些疗法都受神经科学发展的引导，增进了我们对自己的细胞在生物化学和生物电学层面上的生命状态的理解。

到目前为止,我只是简单介绍了心理咨询和治疗领域的一些发展情况以及现有的选择。很显然,选项非常多,我们在提出下面这些问题时可能会遭遇"信息超载"的困境:我该进行哪种类型的心理治疗?市场上都有些什么服务?我将如何受益?我能去找谁?我怎么知道我选的心理治疗适合我?

…………

"我需要去看心理医生吗?"这是人们在面对压力和困惑时可能会问自己的问题,而且他们也许不确定,甚至会害怕接下来要采取的行动。这本书会帮助读者找到答案。唐娜用清晰、精准的语言提供了信息量丰富、极具价值的引导,在几百种不同流派的心理治疗的迷宫中举起火炬,为来访者照亮前进的道路,也为治疗师同行提供参考和借鉴。唐娜既有批判性的思维,又有充满同情心的视角,她总是聚焦于如何帮助来访者,并且总能做到思路清晰,令人耳目一新。归根结底,不管是进行心理咨询和还是心理治疗都得做一番选择,而本书一定能帮助你在充分知情的前提下做出适合自己的选择。

目 录
CONTENTS

I

想象一下把柠檬放到切菜板上，用刀在它鼓出来的黄色肚皮处切一刀，再切一刀，把它切成四片。你拿起其中一片咬下去，尽情吮吸果汁。好，停留在这一刻。你注意到自己身体的反应了吗？你的嘴巴里是不是多了一些唾液？你是不是微微移动了双唇，或者噘起了嘴？当你想到咬柠檬的画面时，你的上半身有没有往后退？请留意你身体里正在发生的这些小事。

柠檬在哪里？它并不存在。只是你把它想象了出来，赋予了它具体的形象。然而，你的身体却真真切切地产生了反应，好像柠檬就摆在你面前一样。

这是因为你的大脑刚刚进行了一次"模拟"行动。它把你刻意想象的画面呈现了出来，并利用你的经验和你对柠檬的了解来模拟你咬下那片柠檬时的情景。你可能还会有其他想法，或者被勾起其他记忆。比如，我就回想起自己扔掉一些已经变质的绿色和粉状柠檬的情形。但是，当我在写这段文字的初稿时，我想起来的是暖暖的柠檬糖衣蛋糕的香味和它在我舌尖融化的情形。然而，今天我被勾起的是变质的柠檬这段较新的记忆，而不是诱人的柠檬糖衣蛋糕那段旧的记忆。

现在请回忆一个让你感到自豪的时刻。你是不是前一个晚上几乎没睡，今天还是在办公室熬了过来，完成了既定工作？你是不是感到分外紧张，几乎想放弃面试机会，但最后还是坚持参加，没有让机会白白溜走？又或者，你是不是在长达几年的努力之后，终于拿到了朝思暮想的学位？无论什么情形，只要你坚持下来，你现在就对自己说：“我做到了！”接着再说一遍：“**我做到了！**”还没完，再说一遍：“我**做到**了！”说这句话的时候你的身体发生了什么变化？你有没有面带微笑？你有没有仰视或侧视？你有没有往后靠，或者挺直身板？请注意你身体的细微变化，以及你目光停留的地方。上面提到的每一种微表情都和自豪的情绪相联结，而这种自豪的情绪又和当初的记忆相联结。当你在其他场景感到自豪的时候，不妨留意一下你的身体是否有同样的感受和转变。如图1表述自豪情绪的例子。

我们再来尝试回想一段不同的记忆。请回想一个你犯了小错的时刻。你也许在电话里不小心对电气工程公司的服务员说了句“爱你，再见”（其实这是我）；或者去学校接孩子时，当着其他家长的面摔倒，站起来，接着又摔倒，来了个嘴啃泥（其实这还

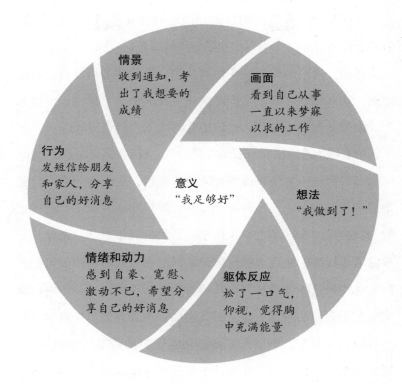

图 1　表述自豪情绪的例子

是我）。好吧，这可不只是有点尴尬了！那你会回忆起哪个片段呢？先让你的脑袋把记忆都过一遍，然后选定一个时刻。当你选择你觉得最尴尬的那一刻时，仔细看看那个画面，然后留意一下你身体的反应。你有没有皱眉头？有没有往下看，或是咬紧你的牙齿？你有没有注意到身体哪个部位绷紧，或充满张力？

这些是当你和尴尬的情绪相联结时身体做出的一些反馈。请留意你的身体是如何对你想象的画面进行回应的。

现在，请快速扫描一下你的身体。看看你的肩膀有没有往前倾。观察你是否绷紧了脚趾，或者在其他某个部位保持着张力。慢慢地深吸一口气，然后把它呼出来。再慢慢地深吸一口气，把它呼出来，就像长长地叹了口气一样。

当我们思考某件事或回忆某个片段时，这个行为会不自觉地引发身体内部一连串的生理反应。我们刚刚见证了自己想象咬一口柠檬时身体随之发生的变化，然后又留意到自己在把某种情绪（轻微的尴尬）和这段记忆联结在一起时身体做出的反应。这些快速测试虽然只涉及相对无足轻重的事件，但它们确实唤起了我们的身体反应，而我们随后也真真切切观察到了这些反应。很显然，刚刚我们特地留意了身体内部发生的变化。通常情况下，我们在日常生活中并不会仔细观察自己的身体会随着想法出现什么样的感受。但即使我们没有留意，这些感受和变化也依然存在。因此，想象一下当你在思考、经历或回应自己内部及周围发生的事情时，你的大脑和身体在仅仅一个小时内进行了多少活动。

每个事件还会触发其他的想法、记忆及身体反应。比如当我们想象柠檬时，其他的想法、画面和记忆可能会进入我们的意识。如果你曾经有过一段和柠檬相关的糟糕经历，这个测试可能会激活一段不愉快的记忆，然后你的身体也会做出连带反应。万一这种情况碰巧在你身上发生了，我想提醒你格外留意一点：被激活的只是一段**记忆**。没错，是记忆，不是目前正在发生的事。你的身体可以放轻松一些。

考虑到上述这一切都发生在我们的意识之外，那么我们到头来可能要经历各种疼痛，或发现自己扭成一团、肩膀下垂，也就不是什么让人惊讶的事了。当然，不到不得不检查我们的姿态时，我们往往注意不到这些问题，这很正常。同理，不到漫长的一天即将结束，头疼、背疼之类的痛苦一起来袭时，我们可能也注意不到上面提的那些问题。

现在请回忆一个令你感到放松、自由的时刻。可能你刚开始休假，穿过机场入境大厅的自动门，进入被太阳灼烤的空气，不由觉得温暖而充满希望，那种没人对你的时间有所期待或要求，只有你对阳光充满期待的自由感。想象这个场景时，请深吸一口气，接着慢慢呼出。留意你身体内部的感觉。在这个休假的画面中，你周围有什么声音和气味？请留意这些细节和自己的感受。你会用什么样的语言来描述这种感受？好，停留在这一刻，我们来做一个快速的身体扫描。请注意你的情绪，以及你眼光停留的地方。你有没有往上看，往左右两边看，或是笔直往前看？你有没有靠着椅背坐下，面带微笑或歪着脑袋？你的身体还有没有其他举动？所有这些小动作都属于发生在你的大脑和身体内部，以及两者之间的活动网络中的一部分。你刻意且谨慎地唤醒了这些情绪和感觉。只要你愿意，你可以在任何时候复制这种体验。

我们脑袋里在想什么与我们身体里发生了什么有直接的联系。并非只有在应对重大的创伤事件时我们才会感觉身体收缩、肌肉紧张或无精打采,仅仅设想一个自己滑一跤或被绊倒的情形,都足以让我们皱眉、紧张或低下头。我们的神经系统会敏锐地捕捉到相关信息,接着我们的大脑对身体内部发生的这些变化会进行分析诠释。随后,我们就会产生和这种紧张感一致的想法。

相反地,当我们想起一个能让我们感到放松并满足的地方时,会有完全不同的体验。不需要大场面,可以是某件能让我们面带微笑、心生自豪的小事。这个微笑会通过面部肌肉使我们的脸发生物理转变,而我们可能也会调整自己的姿势,体会到胸中的那股自豪感。所有这些物理变化通过迷走神经传送到大脑,然后大脑会对"发生了什么"做出自己的预测。

不了解这些事很正常,但大脑和身体之间的双向关系,尤其是大脑做出的预测和身体做出的反应之间的关系,以及大脑的反应和身体所做的准备之间的关系,是本书重点关注的内容。我希望通过引导你留意自己身体内部的物理变化,来示范如何进一步了解并掌控情绪,不要害怕、逃避。我相信如果我们能对大脑和身体之间发生的事有更多了解,我们就会减少对情绪的提防,从而更容易积极处理这些情绪,而非压抑它们。

掌控情绪并不只是观察我们的想法和随后的行为,还包括留意我们的感觉运动系统和大脑之间充满智慧的双向关系，尤其是内感受器网络所扮演的角色。我会在后面的章节里进一步介绍相关内容。

我相信有些人很难跨出心理治疗这一步，说到底是因为害怕被自己的情绪所淹没。对于大众来说，心理健康体系一贯没有起到什么积极作用，或许还在不经意间向我们传达着"情绪有害"的理念。我们都听过和见过不少这样的例子，某些人被贴上"疯子"的标签，从而失去对自己人生的掌控权。正因如此，我们大多数人都默认了"应该尽量压抑并控制自己的真实感受"这种立场。但是，这种压抑和逃避必定会造成某种损失，引发更多的问题。

如果我们能对自己的体验保持好奇心，而不是过分警惕，我们就能做出改变，以新的方式存在，为自己谱写新的故事。这正是心理治疗的目的。但是，心理治疗不是一个轻松的过程，我们平时并不会静下心来观察身体的反应，就像我们刚才做的测试那样。即使我们注意观察了，也不一定有好的结果，我们可能会被自己的情绪淹没，觉得它们混乱、恐怖。有时我们会对自己的感觉和想法感到害怕或沮丧。你是否有过喉咙哽咽，就快忍不住流下眼泪，想立刻找个地方躲起来，把眼泪压下去的经历？我们不断改变自己以适应环境，已经到了一旦觉得某一刻不安全或不适宜展现某种情绪，就能够将情绪延迟表达的程度。这种能力真是相当神奇，但与此同时，压抑、躲避情绪也会变成一种习惯。久而久之,我们会过分警惕表达自己情绪的这种需求。我们担心一旦释放情绪,自己将无法应对接下来的局面。

他人的评判也会影响我们。可能因为我们经常被告知"难过"意味着什么,我们逐渐学会了为自己的难过情绪感到羞耻。但是,这种对难过情绪的逃避也会造成我们对心理治疗的逃避,不到事情无法收场的那一刻绝不寻求帮助。这可能会带来致命的后果。

我想通过这本书给你提供另外一种方案,让你意识到恐惧并不是面对难过情绪的唯一选项。我将探索各种阻碍我们寻求帮助的恐惧,包括对自己情绪的恐惧、对心理治疗的恐惧,以及对他人评判的恐惧。我还想分析一下恐惧和逃避心理的运行原理,并提供使用不同方式来管理它们的策略。

我还想通过讨论让你难过的原因,该如何选择心理治疗师,以及如何采用对你而言利益最大化的方式展开心理治疗等的话题,让心理治疗这件事变得相对轻松一些。如果你依然不愿意尝试心理治疗,我还在书中展现了一个特别的章节,提供传统的"话聊"以外的治疗方式和自助方式。我希望这本书能作为一本实用手册,在你的治疗旅途中陪伴左右。我也衷心希望这本书能减少几分大家对情绪和心理治疗的恐惧。

在进入第一章前,请你先看看下面三道是非题,并根据你的实际情况来打分(0 ～ 10 分,0 表示"完全不同意",10 表示

"完全同意"）：

（一）情 绪

1. 我经常无法理解自己的情绪，或者不知道它们从何而来。＿＿＿
2. 我希望自己没有情绪起伏。＿＿＿
3. 我讨厌某些情绪带给我的感觉。＿＿＿

把这三题的分数加在一起，得出你目前对情绪感到不适程度的总分。＿＿＿＿

接着以同样的方式来看看关于心理治疗的三道是非题：

（二）心理治疗

1. 我觉得看心理治疗师这件事让我不太舒服。＿＿＿
2. 我不知道怎样为自己寻求帮助，也不知道去哪里寻找这样的帮助。＿＿＿
3. 我不想尝试心理治疗。＿＿＿

把这三题的分数加在一起，得出你目前对心理治疗的看法的总分。＿＿＿＿

如果你想尝试认可度更高、内容更科学的问卷，可以看看下面这个问卷：

（三）情绪信念问卷
（Emotion Beliefs Questionnaire，EBQ）

这份问卷旨在询问你对情绪的**总体**信念。有些问题是关于消极情绪的（比如悲伤、恐惧和愤怒）。有些问题是关于积极情绪的（比如快乐、喜悦和欢乐）。请对每句陈述进行评定，**总体而言，你有多赞同或多不赞同该句话是正确的**。请把合适的数字圈出来，从 1 至 7 逐渐递进（1 表示强烈反对，4 表示既不同意也不反对，7 表示强烈同意）：

1. 人们一旦开始产生消极情绪，就没有办法改变这些情绪。 1 2 3 4 5 6 7

2. 人们无法控制自己的积极情绪。 1 2 3 4 5 6 7

3. 消极情绪基本没什么用处。 1 2 3 4 5 6 7

4. 积极情绪对人们非常无益。 1 2 3 4 5 6 7

5. 无论人们多么努力，也无法改变自己的消极情绪。 1 2 3 4 5 6 7

6. 人们无法通过学习技巧来有效地控制自己的积极情绪。 1 2 3 4 5 6 7

7. 人们不需要消极情绪。 1 2 3 4 5 6 7

8. 积极情绪基本没什么用处。 1 2 3 4 5 6 7

9. 人们无法控制自己的消极情绪。 1 2 3 4 5 6 7

10. 无论人们多么努力，也无法改变自己的积极情绪。 1 2 3 4 5 6 7

11. 消极情绪是有害的。 1 2 3 4 5 6 7

12. 人们不需要积极情绪。 1 2 3 4 5 6 7

13. 人们无法通过学习技巧来有效地控制自己的消极情绪。 1 2 3 4 5 6 7

14. 人们一旦开始经历积极情绪，就没有办法改变这些情绪。1 2 3 4 5 6 7

15. 消极情绪的存在对人们来说是一件坏事。 1 2 3 4 5 6 7

16. 积极情绪是有害的。 1 2 3 4 5 6 7

情绪信念问卷计分说明：

　　情绪信念问卷是一个由 16 项关于情绪的自我汇报构成的测量指标。基于研究者于 2019 年提出的理论框架，该问卷主要评估两大类关于情绪的信念：情绪的可控性和情绪的有用性。这些信念同时用来测量消极和积极情绪。在该测量的基础上衍生出四个分量表的分数和三个组合的分数，分数越高越说明对情绪的信念适应不良（比如，更强烈地相信情绪不可控且无用）。下面的表格对每一种分数都进行了描述，并展示如何把它们计算出来。

分量表 / 组合	如何计算	测量内容
分量表的分数		
消极-可控性	把 1、5、9、13 的分数加在一起	关于消极情绪多么不可控的信念

分量表 / 组合	如何计算	测量内容
分量表的分数		
积极-可控性	把 2、6、10、14 的分数加在一起	关于积极情绪多么不可控的信念
消极-有用性	把 3、7、11、15 的分数加在一起	关于消极情绪多么没用（比如不受欢迎、不重要或有害）的信念
积极-有用性	把 4、8、12、16 的分数加在一起	关于积极情绪多么没用（比如不受欢迎、不重要或有害）的信念
组合的分数		
总体-可控性	把消极-可控性和积极-可控性的分量表分数加在一起	关于消极情绪和积极情绪多么不可控的信念
总体-有用性	把消极-有用性和积极-有用性的分量表分数加在一起	关于消极情绪和积极情绪多么没用（比如不受欢迎、不重要或有害）的信念
总分	把所有分数加在一起	关于情绪适应不良的信念的总体标志；关于消极情绪和积极情绪多么不可控和没用的信念组合

第一章

对心理治疗的恐惧

有时，"最后的手段"是你所跨出的明智的第一步。

——尼廷·亚达夫（Nitin Yadav）

我经常是来访者最后的救命稻草。如果有别的选择，他们宁可不见我，不来我的诊所。有时他们会明确提及这一点，有时不会，但他们的话语和姿势已经传达了这样的信息：他们认为自己有能力独立解决问题，而不是来这里寻求帮助。"为什么我忍不住这么做（这么想）？""为什么这件事让我如此难过？""为什么我就不能忘记那件事？"

　　他们告诉我他们如何通过跑步、节食、喝酒、抽烟或其他不停忙碌的方式来让自己分心，不去想"那件事"，以免"那件事"全面占据正常生活。"那件事"成了他们的可怕记忆，而它所引发的恐惧也非常真实。他们可能尝试阅读了各种自助书籍，或尝试使用了电脑、手机上的正念应用程序，作用却相当有限（当你试着避开"那件事"的时候，你可不想通过正念练习给它空间！）。我往往是他们列出的最后选项。至于他们为什么最后才考虑向我求助，答案有时在我们的初次会面期间就会被抛出来。他们会沮丧地问:"我觉得自己太蠢了,为什么我就不能独立解决问题呢?"或者悄悄地问:"这是否意味着我发疯了?"

在这一章里,我想探索这种对心理治疗和难过情绪的恐惧。为什么我们迟迟不去寻求帮助?为什么我们如此害怕难过的情绪?如果去看心理治疗师,我们觉得那意味着什么?我用的是"我们"这个词,因为就我的经验而言,心理治疗师、医生和其他专业人士在这个问题——觉得看心理治疗师是件困难的事——上也不能幸免。我们经常会认为自己应该有能力独立解决问题,不需要寻求帮助。我们担心自己一旦寻求帮助,别人就会认为我们不宜从事心理工作。

感到不安,陷入拖延

我们每个人都会偶尔拖延,尤其是当我们遇到不确定因素的时候。不过,我们经常会在拖延时意识不到自己的这种行为。就拿我自己来举例好了,当我身体出了明显的问题时,我会和我的家庭医生约时间做检查。但是,如果我的车出了问题,我很少会立刻打电话给汽车修理厂,预约修车时间。我不想没车开,但和修车师傅在一起时,我会感到自己犹豫不决和充满尴尬,好像自己能力有限,会被对方评价为是愚蠢可笑的人一样。因此,我就把修车的时间不断往后拖。这种拖拉的行为就是"拖延"。每当我们对某件事感到不确定或不安时,我们通常都会有意无意地让自己分散注意力。接着，我们会陷入逃避的怪圈，拖延的需求在那里进一步得到强化。据某些调查研究显示，当我们在拖延时，大脑里的多巴胺（带给人快感的具有奖励性质的化学物）含量飙升。这就意味着尝试停止拖延就像尝试停止一个坏习惯一样，难度系数非常高。

对他人评判的恐惧

我知道我不愿意和修车师傅打交道只是表面现象，在这个表象的背后埋藏着我对自己显得愚蠢或是受到嘲笑的恐惧。在修理厂时，我通过刻意开自己玩笑的方式来控制场面和气氛，这样我就可以隐藏自己的恐惧。在这种情况下，我知道我对自己可能会显得愚蠢的信号高度警惕，这就形成了焦虑的自证预言。我们对可能出现的错误高度警惕，似乎能防患于未然，但这同时也意味着我们更容易看到最坏情况发生的迹象。当我们处于这种状态时，我们的大脑忙着预测接下来会发生什么事情，结果我们确实更有可能看到这些事情的发生。毕竟，当你专注于"挑毛病"时，你十有八九会发现问题。

当我们拖延或试图压抑自己与身体和心灵之间的挣扎时，可能会出现严重后果。据尤萨夫（Yousaf）等人于 2015 年发表的系统报告显示，男性比女性更容易出现拖延行为，直到症状非常严重了才会寻求帮助。该报告提到的原因之一是男性害怕和医务人员谈话。报告的参与者们表示这种谈话会让男性产生失控的感觉。这种害怕和相关的研究数据（男性的自杀率高于女性）十分吻合。男性往往要到情况非常糟糕了才会寻求帮助，还有不少人干脆不寻求帮助。大量的研究文献显示，性别差异在这个问题上十分显著，而且很多人认为这种差异归根结底是喜欢讨论情绪还是喜欢解决问题之间的区别。尽管这个结论看起来证据确凿，我们还是要考虑，在这个差异背后可能有很多其他原因。比如，在这种调查研究里参与者被归类的方式可能存在偏见。而且，社会对性别的期待也可能是我们做出某些判断的原因。时至今日，男性要坚忍不拔、不流露情绪的想法依旧占据主流，尽管近年来已经出现了一些试图打破这种观念的运动。

另一份系统报告显示，男女两性在看心理治疗师方面的差异并没有明显的区别，而且非主流群体受他人评判影响的程度高得离谱。该报告显示了在心理健康问题上对他人评判的恐惧，是如何影响少数族裔人士以及军人、医护人员等特定群体的。此外，神经多样群体也越来越意识到，心理健康体系这些年来一直对他们进行了误判和误诊。

据克莱门特（Clement）等人的研究报告显示，难以对专业人士开口是人们寻求帮助的一大障碍。当然，还存在其他使人感到恐惧的因素。其中最常和延迟寻求帮助联系在一起的恐惧是认为自己"软弱"或"发疯"的想法（自我评判），以及自己在寻求心理健康方面的帮助后可能会得到的社会评判（来自他人的评判）。个人隐私的透露、保密性以及谈话内容对工作的影响也是常见的恐惧类型，在报告中均有所体现。 这是另一个非常重要的领域，因为在之前其他的研究项目里，已经有人反映自己由于心理健康方面的原因失去了工作。对我们而言，他人的评判似乎至少和我们的自我评判同样重要。从生物心理社会学的意义上来看，两者紧密相连、互通信息。我们的大脑总是急于做评判，因为它需要对信息进行分类。这种行为基于我们共同的社会规范以及我们个人的过往经历。如果你想看它是如何运作的，试着留意一下你在看到某些新闻报道或社交网络上的内容后产生的最初想法。

很明显，恐惧是人们寻求帮助的障碍。在我的诊所里，我看到这种恐惧影响了很多来访者。比如小宝宝的妈妈，她们特别害怕承认自己焦虑或低落的情绪后会被他人评判。再比如警官、全科医生和教师这些责任重大的工作人员，不分男女，都是如此。他们总是把情绪藏在心里，以免被自己或他人视为不宜从业，或过于"软弱"。

根据确凿数据显示，精神病评判体系对于黑人男性的严厉程度远远高于其他人群。这样一来，他们自然就很难寻求帮助。可悲的是，这也许意味着当他们开始真正寻找帮助的时候，困难已经要比想象中的更加严重。

这种对评判的恐惧使人们宁可保持沉默、独自挣扎，直到他们通过某种方式找到出路为止。医生中高发的成瘾行为和持续不断的自杀率，可谓是对这种看不见的挣扎所做出的格外惊人的评论。

一些其他因素也需要考虑到，比如经济成本，能否找到合适的心理治疗师，不知道心理治疗是否能帮到自己等等，这些都会影响人们的决定。一对一的心理治疗可能对很多人来说确实比较贵，在他们的预算范围以外。但总体来看，人们对寻求帮助还是存在不少的恐惧情绪，尤其是对他人评判的恐惧，以及对这种评判最终所带来的后果的恐惧。

我的一些来访者直到有自杀想法的时候才来向我寻求帮助。没有什么比这更能说明开口求助是多么困难的一件事了。

逃避无力感

很多关于延迟寻求帮助的调查研究都提到，人们害怕和专业人士谈话时失控的感觉，以及自己被对方评判的感觉。我在诊所里也经常听到这样的话。我们来看一个具体的例子：

治疗师：你对来这里和我谈话有什么感觉？

来访者：我肯定是疯了。

治疗师：如果你疯了，那意味着什么？

来访者：我失去了理智，没有自控能力，不能再被信任。

治疗师：如果你确实没有自控能力，不能再被信任，那又意味着什么？

来访者：我不能按自己的意愿做任何事，我没有选择，只能让别人告诉我该做什么。

治疗师：如果这种情况确实发生了，意味着什么？

来访者：我无能为力。

在这个例子里，来访者显然对和我谈话有所顾忌。我使用了"箭头向下法"（downward arrow）这一技术来一步步抓住这个表象背后的核心问题。这种询问形式由认知疗法的创始人阿伦·贝克（Aaron Beck）博士最先提出，旨在挖掘出某种看法背后的"核心信念"。

针对上面那位来访者，我们顺藤摸瓜，一步步挖掘出了她的核心信念：看心理治疗师可能意味着最终她无能为力，什么也做不了。她很自然地会觉得来找我谈话是件非常困难的事，而她确实也因此拖延了一次又一次。我想强调一点：她自己未必清楚这是自己迟迟不肯寻求帮助的原因。我们并非总能意识到自己的核心信念是如何影响我们对现实的感知和诠释的。

从生存的角度来看，无能为力可能会给我们的生活带来危险，因此我们不惜一切代价逃避可能会引发这种无力感的事物也就成为顺理成章的选择了。但是，并非所有人在看心理治疗师这件事上都有相同程度的反应。我们过往的经历塑造了我们的信念和信念的强烈程度。有些人可能有着比较积极的经历，也一直被各种积极的信息所包围，因此并不会抗拒去看心理治疗师。尽管如此，从总体上来看，害怕失去控制、害怕无能为力依然是人类的一种核心恐惧心理。很多不同的事物都可以引发这种恐惧心理。

回避不能自助的感觉

再来看一个来自我的诊所的例子。很遗憾，这样的例子比比皆是：

治疗师：看心理治疗师对你来说意味着什么？

来访者：意味着我需要帮助。

治疗师：你需要帮助意味着什么？

来访者：如果我需要帮助，那说明我很软弱。

治疗师：需要帮助是软弱的体现？

来访者：没错。

治疗师：如果你软弱，那又意味着什么？

来访者：意味着我很无助。

在这个例子里，来访者认为需要帮助是软弱的体现，他觉得自己很没用。当我们探索"软弱"的深层含义时，我们发现它代表了来访者的恐惧心理：他害怕自己无助，完全任他人摆布。对我们人类而言，无助感是一种颇为危险的状态。我们的本能会驱使我们避开所有让我们感到无力或无助的东西。

如果我们曾经感到无力或无助，担心自己的生命安全和自主行动力，这种感觉就会被记住，形成一种恐惧的记忆。我们是通过生活中的经历以及和身边的人的交流来学习的，这些经历教会我们哪些东西是具有潜在危险性或可能带来问题的。以阿伦·贝克博士为代表的认知行为研究者表示，我们通过早期和重要的经历形成了自己的核心信念。这些核心信念帮助我们对事物进行归类，并影响着我们看待世界的方式。巴雷特（Barrett）把这些核心信念称为我们的"概念"，并声称它们是大脑理解发生在我们身体内部和周围的大量信息及活动的机制。贝克和他的同事们发现这些信念［也就是杰弗里·扬（Jeffrey Young）所谓的"模式"］是我们在看待某些问题或情境时习惯使用的滤镜。如果我们对某件事持有负面的、僵化的信念，总害怕它会发生，但事实上它并没有发生，这难免会给我们带来麻烦。

举个例子，想象一下你在一个大家都觉得成功是常态，并认为你理应获得成功的环境里长大。当你取得好成绩并且是胜利的不二人选时，你才会获得表扬。很自然地，你总是力争第一的名次或分数，一旦你没有实现，就会受到无视或遭到惩罚。如果大家对你的预期一向如此，你就会只允许自己成功，不允许自己失败。如果失败了,你会觉得没有人爱你。从某种意义上来说,你可能会建立起这样一种信念:只有当你是最好、最完美、通过所有考试、永远拿 A 的时候,你才"足够好"。只要没达到这个成功标准,你就会觉得自己失败了、不够好、没有价值。我描述的当然是个极端的例子,但这种需要通过成就来让自己觉得自己"足够好"的现象其实很普遍。你可能从来没有明确表达过,甚至从来没意识到它的存在,直到某件事引发了你的强烈情绪,你才发现自己一直持有这种信念。考试不及格可能就是这样一个让你看清自己信念的事件。有些人不去分析为什么这次考试不及格,而是直接给自己贴上了"我是失败者"的标签。这种信念对人毫无帮助,因为持有该信念的人把自我认知和对"足够好"的需求捆绑在一起。如果没有达到自己的标准或期望,他们就会批判自己,从而使自己感觉更糟。

如果某一个特定的事件或情形使你感到难受,这可能是因为你对这个事件或情况的意义有一种特别的信念。我在附录里列出了日常治疗时最常见的信念清单,还对我们如何用更有建设性、更能帮助人的信念来取代这些原有的信念提供了一些想法。然而,构建新的想法是需要时间的。所以,如果你想要尝试这个,放轻松一点,不必苛求自己。这是一个很好的例子,说明治疗可以帮你释放这些核心信念和模式的力量。

我们可以通过许多不同的方式来树立信念,但对于那些可能会给我们带来危险的事物,很明显我们会采用共同的方式:

很快就学会对其抱有畏惧之心。我们的大脑里有个生存回路，一旦发现任何潜在危险，它就会迅速上线，提醒我们注意安全。任何可能会让我们较容易受到攻击、产生无力感或不能自助的感觉的事物，都不会被大脑忽略。

不幸的是，从历史上来看，精神病学和我们对心理健康问题的处理方法并没有缓解这些恐惧。我们甚至可以说它们是某些恐惧的源头。因此，我们往往透过负面的视角来看待心理健康和心理治疗，除非我们自己有过积极的经历能让我们建立起接受度更高的信念。人们过去在精神病院和精神病机构里的种种经历加深了大家对无力感的恐惧，这完全可以理解。我们不但拥有自己专属的信念，还和他人共享一些社会主流价值观，包括对精神病学、心理治疗和心理健康的看法。

受到社会共享的信念和态度的影响

我们就是自己想象的样子。真实个体存在于我们
所想象的自己之中。
——N. 斯科特·莫马迪（N. Scott Momaday）

我们过往的经历在一定程度上谱写了我们对未来世界的预言。和大多数其他感知一样，我们对心理治疗的感知来自我们自己被塑造的方式以及他人给我们树立的榜样。正因如此，我

们每个人对相同的情景都会有颇为不同的感知。早前网上流行的那个关于裙子颜色的趣味测试，人们始终无法就准确答案达成共识。这说明我们甚至对颜色的感知都是不尽相同的。我们用自己独特的方式去感知、思考和应对生活中发生的事件。

　　我们的大脑是朝着效率这个目标发展的，这从我们与自己所在的社会文化团体里的其他成员共享概念的方式中可见一斑。我们看待和理解具体问题的方式是由我们所经历的更广泛的社会和家庭态度塑造而成的。举个例子，如果我说"谢天谢地，明天是周五了"，那么你很可能知道我指的是马上到周末了，暂时不用考虑工作，可以安心休息到下周一。你个人所处的情境可能意味着你自身没有这种"周五的感觉"，但你还是能理解这个概念。

　　我们不仅被自己的思想和行为所影响，也被我们和他人、我们和身处的世界所共享的或我们从这些渠道所获得的经历所影响。研究显示，我们的大脑这么做是为了方便对信息进行分类，从而更高效地工作。我们精简自己的认知理解，将其浓缩为共享的概念，从而建立一种"社会现实"。

　　这些共享概念在心理健康和心理治疗领域里扮演着重要的角色。精神病学、心理学和心理健康长期以来都和负面的行为联系在一起，包括对人实施控制、违背个人意愿将其关起来、进行非人道的化学和物理治疗等。精神病医生托马斯·萨兹（Thomas Szasz）早在 1961 年就撰文表示，人们被剥夺了个人责任感，被诊断为"反常的"和"病态的"，但其实他们并不需要这些，他们需要的是有人教他们理解并掌控自己的经历。这是写于半个多世纪前的话，然而时至今日，精神病学依然因为其治疗精神疾病的方式而遭受批评，这充分说明改变是一个多么漫长的过程。令人沮丧的是，下诊断和开药方依然是精神病学领域的第一选择，"精神疾病"这种表达也依旧被广泛使用，尽管萨兹早在半个多世纪前就明确指出，这对病人及其经受的痛苦来说不是一个有帮助的称呼。

我还记得年轻时看《飞越疯人院》（*One Flew Over the Cuckoo's Nest*）这部电影时的情形。它成了我理解精神疾病的模型，我以为所有的精神病人都是那个样子的，直到后来我的亲身经历帮我认清了现实。这部电影反映了在那个特定时期，精神病学对人脑里发生的事情以及人们感到痛苦的原因是多么缺乏了解。影片的主要叙述者是一位混血人士，他的外号是"布罗姆登酋长"（Chief Bromden）。他有一个颇为凄惨的背景：他们家原以捕捉三文鱼为生，后来因故无法维持生计。父亲就这样失去了工作，而且因为无法供养家庭而丧失了自豪感。他开始酗酒，很快一命呜呼。布罗姆登随后进入军队，参加了第二次世界大战。由于整天面对战火，他在军事基地上出现了精神崩溃的症状。以今天的眼光来看，很显然他在经历打仗的压力之前，生活中的一些事件已经给他带来了巨大的冲击，他在默默承受着痛苦。不幸的是，其他人用恐惧和怀疑的眼光来看待他的行为。布罗姆登是印第安人，他传承的文化遗产意味着他看待问题的方式和军事基地上其他人的方式大相径庭，而他谈论自己内心的恐惧和悲伤时的话语也被视为疯癫的表现。他被诊断为妄想型精神分裂症患者（paranoid schizophrenic），并被强制关进了疯人院。

我们在影片里还看到杰克·尼科尔森（Jack Nicholson）扮演的角色兰德尔·P. 麦克墨菲（Randle P. McMurphy）的遭遇。我们见证了他因为被限制自由、不允许离开疯人院而愤怒，而这种愤怒又被视为他发疯的证据，而非被压制且无力改变命运时的正常反应。疯人院里那些医护人员的行为几乎是绝佳的反面教材，告诉我们不理解别人的痛苦是怎样的一种表现。

我们还见证了疯人院里的用药流程，看到那些所谓的"疯人"如何被迫使用大量的镇静药物，以控制他们不可预知的、难以理解的"状况"。当时使用的都是诸如氯丙嗪之类的抗精神病药，具有很强的副作用。这些副作用的外显症状包括大量的重复行为，比如摇摆身体、流口水和不自觉地蠕动舌头。这些表现都被简单粗暴地归结为"发疯"所致，但实际上它们的诱因是针对大脑广泛区域的抗精神病药所自带的副作用。这些药会导致所谓"由药物引起的"帕金森症状，使病人的情况变得更加复杂。精神病学界后来又在原有的药物组合基础上增加了一种新药，试图抵消那些副作用所带来的不良症状，其中的代表是丙环定。但是，丙环定也会有副作用，这就意味着病人的大脑和身体要同时应对两组副作用，同时还要处理原本导致他们被送进精神病院的痛苦情绪。

《飞越疯人院》是一部虚构作品，但对我父母辈的人来说，它接近于现实生活。搜索一下相关文献，可以看到许多人亲历的故事，当时人们在精神病机构里经历的真实遭遇和影片中呈现的颇为相似。那个年代，我们对大脑的了解还很有限，无法解释清楚情绪是什么，或者心理健康是什么。大脑似乎是一个神秘的"黑匣子"，连心理学家也采用这种描述。当时在心理学界颇负盛名、举足轻重的人物之一是 B.F. 斯金纳（B. F. Skinner），而《飞越疯人院》据说是对斯金纳种种行为的评论。他创建了习得性行为理论，让大家意识到奖励和惩罚在塑造学习效果的过程中所扮演的重要角色。但是，他强调只有可观察的行为值得进行科学研究，而大脑里那些看不到的功能——比如记忆、想法和感知——都没必要花时间去探索。

斯金纳聚焦可观察行为，可以说是对弗洛伊德及其风靡一时的无意识理论的回应。弗洛伊德强调大脑中看不见的部分，他积极探索人们说的话语，并通过话语中的某些信息来判断大脑中发生的无意识的过程。基于这种深入挖掘表面现象背后的隐藏信息的理论，弗洛伊德创立了一种"谈话疗法"（talking therapy），也就是他自称的精神分析。他的主要观点是，人们受自己并不清楚的本能所驱动，而谈话疗法可以使无意识意识化，让人们看清自己之前从未注意到的行为模式。斯金纳和其他行为主义学派的人物对弗洛伊德这种方法的不满在于，这种方法无法"看到"或测量那些无意识的过程。

斯金纳和弗洛伊德都在试图解开大脑的谜团，但两人采取的方法却大相径庭。不过，他们倒是把关注的焦点都放在了障碍上。也就是说，如果一个人在挣扎中或没有按预期行事，他们就会认为这个人哪里出了错，并想办法去纠正这种错误。

弗洛伊德将某些状况归为病态，比如他最早用"癔症"（hysteria）来描述女性的焦虑，尤其是当她们展现出一些连医生也无法解释的身体症状的时候。但在那个年代，生理疾病以及"健康"的含义都和大脑一样是个谜。现在看起来也许有些难以置信，但在二十世纪三四十年代，吸烟被视为一种健康的行为。直到二十世纪五十年代，医生依然会在广告里宣扬吸烟带来的种种好处。

正是因为对大脑的认识非常有限，人们对精神疾病的治疗可谓简单粗暴，有时甚至惨无人道，就像我们在《飞越疯人院》里看到的那样。就连人们当时所用的词汇——某人如何"变成"了一名精神病患者——也在暗示精神病患者低人一等。出现这一问题的根本原因在于人们对有关精神病的知识和理解的普遍缺乏，而不在于精神病患者自身。从一些年代不太久远的文献里，我们就能看出英国的精神病界平时都使用怎样的语言。海罗伊兹（High Royds）是维多利亚时代西约克郡最有名的精神病院，院内的住客被贴上了诸如"乞丐""疯子"和"退化的牲口"

之类的标签。这些都是官方词汇，旨在称呼院内被视为残缺或低人一等的人。就好像他们的痛苦是他们自己的过错，而不能怪大家缺乏如何帮助他们的知识。这些愚昧的标签真是可悲可叹。鉴于精神病学的历史，也难怪我们会对精神病学滋生出恐惧的情绪。

当地知名作家及历史学家马克·戴维斯（Mark Davis）曾著有《来自精神病院的声音》（*Voices from the Asylum*）一书。他在书中记载了海罗伊兹的历史和院内的病人及工作人员的轶事。我无法忘记自己听到的那些关于痛苦、分离和误解的故事。甚至，医院的楼房建筑本身也对我影响颇深。去那里探访后的数月里，我经历了许多不眠之夜。如果一座楼能拥有捕捉其墙内事物的能量，那么海罗伊兹肯定还在紧握着它监禁过的精神病患者的尖叫。

我可以清楚地看到我父母那代人对精神疾病、精神病系统、大脑及情绪感到恐惧的原因。展现过多的情绪可能会让你被关起来，并被贴上"精神障碍"的标签，这样他们就可以"保持冷静，继续前进"。无论是从我们父母那一辈传递下来，还是由我们自己的经历所产生的，这些恐惧如今依然存在。它们的存在也说明我们对痛苦的理解很有限，还有很多工作要做。人们依旧会被强制送进精神病院，依旧会被误诊并被迫服用镇静剂，身体依旧被束缚。有时我们可能觉得改变永远都不会发生，因为肉眼可见的变化实在太慢了。

我还记得 2003 年我身为英国国家卫生与临床优化研究所（National Institute for Health and Care Excellence, NICE）的一员，参与设计了旨在管理急性精神病情境下关于束缚和镇静剂使用行为的指导方针。洛基·本内特（Rocky Bennett）于 1998 年死于一家精神病机构的事件是一股强大的驱动力，促使指导方针制定者在方针中明确提出什么是不恰当的。指导方针表明，身体束缚及强迫行为只能作为最后手段使用，如果能避免就应该尽量避免。令人深感遗憾的是，这种指导并没有阻止更多悲剧的发生。2010 年塞尼·刘易斯（Seni Lewis）的去世就是铁证：塞尼因为被 11 名警官进行身体束缚超过半个小时而死亡。2015 年的指导方针得到了更新，但依然没有停止身体束缚这种行为。2018 年，《卫报》（The Guardian）就身体束缚导致的受伤人数的"惊人增长"进行了报道。

自从塞尼去世后，他的家人一直在努力推动变革。2018 年，"塞尼法"（Seni's Law）终于通过了。这项法律意味着精神病机构必须减少对病人的强迫行为及身体束缚。变革可能需要较长时间，因为人们的信念和态度不是立刻就能够扭转的。但是，我们必须继续努力，不能轻易放弃。

在精神病诊断领域，变革已然发生。看看下面这些引述：

在精神病领域中，传统的生物医学诊断方法已经不再适用。许多频繁出现的、不加鉴别的所谓"真实疾病"的诊断，事实上是基于总体而言相当随意的标准，即身体内部不稳定的、混乱的、自相矛盾的反应模式。诊断系统错误地认为所有痛苦都来自"障碍"，并且过于依赖对"正常"的主观判断。

——彼得·金德曼教授（Peter Kinderman），利物浦大学

我们也许是时候停止自欺欺人了，别再假装那些听起来颇具专业性的医学标签对我们理解人类痛苦背后的复杂原因，或对理解我们在痛苦时需要什么样的帮助有任何贡献。

——约翰·里德教授（John Read），东伦敦大学

这些结论来自奥尔索普（Allsopp）及其利物浦大学的同事在 2019 年所做的研究。它们都是很鲜活的例子，展示了科学研究如何支持在日常轶事里已经有所反馈但没有得到大家尊重或被给予可信度的结论。诸如"抛弃障碍诊断"（Drop the Disorder）① 之类的运动组织多年来一直在报道他们得到的诊断并没有反映自己真实经历的故事。谢天谢地，他们的话如今得到了科学验证。这可谓意义重大，因为这种结果直接挑战了精神病学领域过度依赖"障碍"和"诊断"语言的现状。没有了

---

① "抛弃障碍诊断"，一项旨在挑战精神病学诊断的文化运动。——编者注

这些错误的语言和结论,心理健康领域就必须从更加宏观的角度来看待和分析一个人苦苦挣扎的原因,从而让我们有机会在没有找到对应诊断的情况下,尽早地得到帮助。如果我们不需要接受某个诊断的评判,我们就不用评判自己,给自己贴上某个障碍或诊断的标签。我们也许可以把精力用在别处,通过不同的、不那么带有评判性的词汇来讨论自己的经历。这样一来,我们就应该能够在找到符合标准的"障碍"之前得到帮助。

　　心理咨询和治疗也在不断调整和改变方向,特别是在过去的 10 年。通过神经学家和心理治疗师之间交叉结合的努力,我们开始在大脑和身体内部的运作、创伤和早期依恋关系如何塑造我们等问题上获得新的见解。丹尼尔·西格尔(Daniel Siegel)、巴塞尔·范德考克(Bessel van der Kolk)、彼得·莱文(Peter Levine)、斯蒂芬·波吉斯(Stephen Porges)、弗兰克·科里根(Frank Corrigan)、戴维·格兰德和弗朗辛·夏皮罗(Francine Shapiro)(篇幅有限,我只罗列了一些名字)都在这个领域做出了令人激动的成果。促成童年不良经历(Adverse Childhood Experiences,ACEs)测试出炉的相关工作也让我们对创伤的理解有了显著转变。我们现在能够科学地讨论发展性的或基于依恋关系的创伤,并能够为经历过这种创伤的人提供帮助。我的意思是,我们能看清童年时期生活在虐待和(或)忽视关系中的创伤经历对一个人产生的影响,尤其当虐待和(或)忽视我们的人正是应该保证我们安全的守护者的时候。

这就意味着，在我们人际关系里的挣扎和内心感受的斗争背后，是一套以特定方式运作、有理可循的身心系统。我们经历的症状并不一定是因为我们有某种"障碍"。

我们身体的内部系统不断向我们的大脑发送信息，反之亦然。精神健康已不仅限于大脑内部发生的事情，而身体健康也不仅限于颈部以下发生的事情。

随着身心互动的新科学的出现，我们开始在精神健康领域获得一套新的词汇和一种全新的理解方法。这正是我们所需要的，这样我们才能重新审视"正常"的标准，在谈到个人经历的时候停止对自己和他人的无谓评判。我们需要更多的情绪"粒度"，更多描述我们感受的词汇，这样我们才可以从更广的范围内进行选择。目前，我们用来描述自己挣扎状态的词汇量相当有限，这就使我们困在了动辄将某种情形归于病态的语言陷阱里。"我感到有很大的压力"或"我很焦虑"可以表示很广泛的一组感觉、想法和行为。现在比以前更开放地使用这些词汇固然是好事，但我们也可以致力于尽早观察自己的感受，并及时发现微妙的变化。内感受性科学和CBT里的"自动化思维"（automatic thoughts）是我们可以试着去留意自己身体内部反应的两个例子。

在这一章里，我们分析了自己对寻求心理健康帮助持怀疑态度的一些原因。历史上，人们在心理健康服务机构一直有遭受虐待的经历，而精神病界至今仍然存在一定程度的虐待行为，这是人们产生恐惧情绪的部分原因。我们整个社会很自然地都开始变得害怕展现情绪或任何可能被视为"发疯"的行为,因为一旦我们被贴上"疯子"的标签,就有可能被关起来。这必然导致我们建立起一套强调压抑情绪、不展现真实感受的应对机制。

在下一章里,我会更深入地探索当我们感受到某种情绪时会发生什么具体情况,以及我们因为害怕被情绪淹没而进行自我控制的方法。通过努力压抑情绪,我们可能会陷入给自己带来更多痛苦的无益模式。我会特别关注恐惧情绪,分析它是如何让我们陷入恶性循环而难以自拔。我还会探讨对恐惧情绪本身的恐惧。

第二章

情绪的麻烦之处

对情绪保持警惕是很常见的现象，因为我们担心自己被情绪所淹没，而这会影响我们处理问题的能力。因此，我们总是避开让自己难受的状况。久而久之，这会变成一种习得的厌恶。我们越是强化这种厌恶感，就越发坚定自己的信念，要尽量避开给自己带来这种感觉的东西。

恐惧是一种核心的情绪状态。不过，情绪到底是什么，而我们又为什么会有情绪？在这一章里，我会对情绪进行概述，特别是恐惧这种情绪：它是什么，我们为什么无法躲开它，以及我们该如何对它进行管理。在我的诊所里，我切实地看到懂得如何管理情绪——特别是焦虑情绪——会带来多大的不同。我的来访者告诉我，他们觉得自己比以前更有掌控力、更自信，而且身体上和精神上的感觉也都变得更好。我还从自身的经历得知，一旦对情绪有更多总体上的了解，明白该如何管理情绪，许多事情都会变得相对容易处理一些，生活也会因此更加顺畅。

卧室里的怪兽

想象一下这种情形：你5岁的女儿半夜把你叫醒，说她做了个噩梦，现在很害怕自己的卧室里有怪兽出没。你听到后会怎么做?

你的回应方式将给她提供相关信息,让她知道自己感到害怕的时候会发生什么。她身体里的恐惧反应很可能会被激活,体验到为危险做准备时交感神经产生的多种兴奋症状,其中包括心跳加速、呼吸急促且变浅、双腿发颤、胃部有紧张感、口腔干燥、想上厕所等。她的脑子里还可能不断闪现出恐怖的、关于最坏情形的想法和画面。

这些感觉、想法、画面和行为全都是我们在遇到恐怖的事物——比如噩梦或卧室里的阴影——时的正常反应。但是,孩子并不一定会去想自己的身体为什么会有这样的反应,她的关注焦点是强烈的恐惧情绪,以及给自己带来这种情绪的、需要避开的"危险"之物。她会本能地远离危险,寻找安全之地。

为了安抚孩子,让他们放心,我们可能会说"没有怪兽哦",或者"别害怕""别担心"之类的话。但是,当我们这么说的时候,孩子可能会感到困惑,因为我们等于在向他们传达这样的信息:他们正在经历的一切并不该发生,他们应该"停止"自己的感受。

我们想要消除孩子的痛苦,帮他们解决问题,这是人之常情。但是,我们并不一定要做得像自己设想的那么多。帮孩子达到一种安全的状态,让他们敢于直面自己的感受,这才是关键。做到这一点就够了。

研究人员发现一种有效的策略是为自己的感受贴上标签,

而不要试图去阻止或压抑它。比如，你可以让孩子知道担心卧室里有怪兽其实就是恐惧感的体现。之所以会有这种情绪，是因为某样东西让他们感到害怕。我们可以进一步解释，他们身体里那种发颤的、紧张的感觉很正常。它会来，很快也会走。这种策略叫"情绪标签化"（affect labelling），虽然看似简单，但在帮助我们理解并控制自己的情绪这一点上非常有效。当然，我们需要根据孩子的年龄来调整我们具体所说的话，但给他们的感受贴上标签，并且确认这种感受所带来的身体上的反应，是处理情绪非常有用的方法。加利福尼亚大学的研究员贾里德·托雷（Jared Torre）和马修·利伯曼（Matthew Lieberman）对此进行过详细考证，他们发现通过说或写的方式记录自己的真实感受，不但可以在短期内弱化该感受的强烈程度，而且可以让这种效果长期保持下去。

当我们为自己的感受贴标签时，我们在做这样几件事：（1）我们把注意力集中在某样东西上，并把它带入我们的意识知觉；（2）我们注意到自己身体上的反应，并结合我们身处的环境来评估这种反应；（3）我们做了暂停处理，希望接纳自己的感受，而不是当它不存在或对它进行评判；（4）我们给自己的感受贴上一个概念化的标签，而该标签根据它的具体名称可能会改变我们大脑今后做出回应的方式。为身体感觉贴标签非常重要，因为我们可能会渐渐对这些感觉产生恐惧心理。如果我们把身体感觉定义为我们需要提防的某种东西，那下次我们再注意到这些感觉的时候，自然会产生担心或害怕的情绪。

今后当你感到担忧、懊恼或悲伤的时候不妨试试这种方法。留意你身体的反应，并为它贴上标签。举个例子，如果你发现自己很紧张，脑子里有愤怒的想法，赶紧暂停。留意你的胸、胃、手、臂和头有什么反应，或是以其他方式呈现出来的身体反应，然后给你的观察贴上标签。比如："我现在觉得很懊恼，我能感到我心跳得厉害，而且满脸通红。"但有一点很棘手，需要谨慎处理：描述你的观察就好，不要立刻做出评判。只要你愿意配合，你被激活的身体反应一定会再次平静下来的。我们在这种时候做出的评判只会扰乱情绪，让它们无法来去自由。假设你此刻感到愤怒，像"你从来不……""我受不了了"或者"你应该……"这样的评判性想法都会让愤怒的情绪持续下去。从这些想法之中跳出来，把焦点转移到你的身体上，你就可以帮助自己抵达这一波情绪浪潮的另一端。换言之，你不是在试图驱赶自己的情绪，而是进行仔细观察，和缓地放松自己紧绷的状态，不带杂念地呼吸。你会发现，如果你不刻意让情绪快点消失，它反而消失得更快。

如果与你关系亲密的人感到难过，你不用立刻试图解决问题，而是可以安慰对方，委婉地提醒对方留意自己的身体反应，并给这种反应贴上标签。比如，你可以通过一些诸如"我看得出你不好受。你感到难过吗？"之类的问题，鼓励对方把自己的感受表达出来。你不一定要用"难过"这个词，开放式的问题效果可能会更好，比如："你现在有什么感受？"让对方充分体会自己的感受，让对方知道留意自己的感受是没有问题的做法。保持好奇心，而不要试图评判或急着解决问题。你可以说"我可以理解，那种感觉肯定……"，或者"虽然那种感觉不好受，但你现在有这样的感觉完全合理。让它来好了，它就像浪潮一样，很快就会过去的"。如此一来，你等于在认可对方当下的感受，告诉对方没有必要急于"摆脱"它，对方和你可以忍受这种经历。这是我们身体互相传递各种信息的方式。虽然可能会有很多活动，显得比较杂乱，但这很正常。情绪就是浪潮，让它来，过后它自己会走。

当我们的孩子被噩梦惊醒，脑海里那些可怕的想法始终无法平息的时候，上面提到的建议也许很难执行。我们可能会感受到压力，希望尽快解除他们的痛苦，这样我们大家都可以继续睡觉。但是，这等于在告诉他们，如果以后再遇到类似的情况，一定要有所行动，消除痛苦的感觉。在我看来，正确的做法是让他们知道恐惧的感觉很正常。更重要的是，让他们知道自己现在很安全。我们叫他们不要担心，告诉他们房间里没有怪兽，其实就是试图做到这一点。与其让他们不去体验自己的真实感受，不如告诉他们这种感受是什么，以及它为什么存在。然后，我们可以教他们如何确认自己是安全的，并在我们的陪伴下了解安全感是什么样的体验。感到安全、被自己信任的人安抚，对我们的成长至关重要。它是我们学习如何安抚自己的模型。因此，作为家长，最好的做法就是陪伴在孩子身边，让他们知道自己很安全。即使之后情况有所反复，他们脑海里又冒出可怕的想法，也不必恐慌，再次安抚他们，让他们知道自己很安全，同时留意他们身体的哪些部位感到安全。当然，要在大半夜的时候保持耐心很困难，所以不必评判自己。哪怕你流露出了烦躁的情绪，也没什么大不了的。诚实面对自己的感受，大方承认，给它贴上标签。你可以通过这种方式向孩子示范如何让内心的感受来去自如。目前，相关的研究已经陆续被发表，比如萨拉·沃特斯（Sara Waters）和她的同事们通过研究发现，这种方式的情绪管理比压抑式的情绪管理更有助于建立和谐的亲子关系。

在我年轻的时候，从来没有人和我谈论过情绪，或者解释过它们是什么。我在成长过程中也基本不关注自己的感受，尤其是来自身体的感觉。我学会了不在深夜时分打扰或妨碍父母的睡眠，因为他们的反应要么让我感到羞愧——"别傻了，你房间里根本没有怪兽！"，要么让我意识到如果把他们吵醒，他们因此产生的愤怒将是比怪兽更可怕的东西。我渐渐明白不可以分享自己的真实感受，所以我选择保持沉默。

我之所以重提往事，是因为仅仅知道什么是感受、知道有感受很正常，这并不意味着我们有过相关的经历。我们可能在理智层面理解这一点，但这和在实际层面通过来自身体内部的体验真正理解这一点有很大的区别。对情绪保持警惕是很常见的现象，因为我们担心自己被情绪所淹没，而这会影响我们处理问题的能力。因此，我们总是避开让自己难受的状况。久而久之，这会变成一种习得的厌恶。我们越是强化这种厌恶感，就越发坚定自己的信念，要尽量避开给自己带来这种感觉的东西。

通过这些年和来访者的谈话，我发现很多人跟我以前一样，不明白情绪是什么，也不知道该如何对它们进行管理。我的老师从来没教过我这方面的内容，我的父母也没有。当然，公平地说一句，我父母在他们的成长过程中同样没有受过相关教育，他们不可能教给我连自己都不懂的东西。于是，当身边的人感到难受时，我们完全不知道该怎么办。这种不适感在我们评判自己和他人的行为中有明显表现。我们会使用诸如"娘娘腔""懦夫"或者"怪胎"这样的标签。我们不去正视情绪和表达情绪的人，而是选择嘲笑、无视或躲避。

我希望这种情况正在发生改变。如今，我们对大脑的了解远远多于从前，而且我们还在不断学习什么对我们有益，什么对我们无益。我们可以把一种不同的态度传递给年轻人，我们也可以通过学习不同的方法来掌控自己的情绪。这一点很重要，因为如果不掌控好自己的情绪，我们大概率会使用一些涉及分散注意力和逃避行为的消极应对策略，比如焦虑、抑郁、上瘾、自残和进食障碍等。

情绪到底是什么

如果得知目前关于情绪的定义大家还没有共识，你会觉得意外吗？丹尼尔·西格尔在他的著作《"我们"的神经生物学》（*The Neurobiology of 'We'*）中把情绪比作信息，并解释了这些信息如何帮助我们更好地了解自己、他人以及环境。彼得·莱文是躯体感受疗法的创始人，他坚持将"情绪"和"感受"区分开来，因为"感受"是我们对身体感觉和体态姿势的认知，而"情绪"则是在那种特定的感受状态下我们呈现出来的表达方式或行为。举个例子，假设到下班时间，我们已经准备走人。就在这个时候，领导突然叫我们加班，而且他的说活方式令人反感，没有丝毫客气可言。我们也许会胃部一紧，或者脸上感到一阵热浪，又或者明显心跳加速。我们可能立刻会冒出"什么？你怎么敢这样对我？"的念头，又或者我们在那一刻发现脑子里一片空白，只能盯着领导看。我们的神经系统已经被高度唤醒，而考虑到在我们脑海中奔腾的想法以及我们对高唤醒状态的感知，这并不是一种愉悦的感受。不过，我们面对的毕竟是领导，我们可能会选择约束自己，在那一刻什么也不说。接着我们可能会回家，看到家里一片狼藉，忍不住心想："天哪，你为什么就不能打扫一下？"于是对另一半大发雷霆。这是愤怒情绪的具体表达。我们先有了某种"感受"，然后表达出相应的愤怒"情绪"。

另一种情形是，我们回家后可能什么也不说，刻意和身边的人保持距离，一个人静静地反思。面对同样的"感受"，我们选择压抑自己，而非表达。这会导致我们在脑海中不断重播过去的经历，要么因为责怪自己而感觉更糟，要么对他人产生怨恨情绪。这时，我们的神经系统无须被激活，它处在自然缩减状态。但是，这种缩减并不会产生轻松愉悦的感觉，我们反而会觉得自己的能量受到挤压，活力不再。此外，由于孤独一人，和周围的人保持距离，我们一定会有脱节的感觉。这时，我们的情绪不是愤怒，而是抑郁。

在下面的图 2 里，刻度代表了我们的反应被激活或者被唤醒的水平，从平静到高度警戒到关闭。这是我们的中枢神经系统被激活时的反应，决定了我们被调动起来，为进一步行动做好准备的程度。这个激活反应和我们的大脑对将会发生什么的预测，是导致我们处于某种感受状态的原因。比如，在高度唤醒水平下，我们可能感受到兴奋或紧张，抑或两者皆有。表演者在准备、进行和完成一场演出的过程中会从紧张转变为兴奋，再转变为兴高采烈的状态。如果演出顺利，他们可能从紧张转变为兴高采烈，然后随着身体的唤醒水平下降，再从兴高采烈转变为带有满足感的疲惫。但是，如果他们认为演出不顺利，身体的唤醒水平会立刻下降，他们也可能因此从紧张转变为反复沉思、情绪低落。

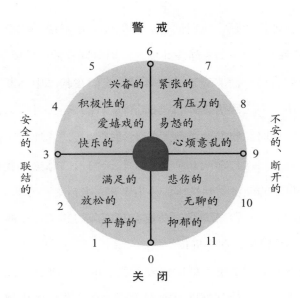

图2　唤醒、安全和与他人联结的刻度盘

安全和联结是我们的感受状态中很重要的一部分。如果我们觉得自己是安全的、与他人联结在一起的，这有助于我们应对唤醒水平的上升或下降。如果我们觉得自己是不安全的、与他人断开联结的，而且还受到了威胁或者感到很无助，这无疑会把我们带上焦虑、攻击或抑郁之路。

一场进展顺利、让我们感到得意的演出是一个典型的例子。留意你在上台前感到多么紧张和担心。演出结束时，你觉得自己表现不错，而且感受到了与观众之间的联结，这让你兴高采烈、兴奋异常。你的唤醒水平虽然和你上台前一样高，但你的情绪体验却有很大的不同。与此形成对比的是，一场你认为进展不顺利的演出会让你产生消极的想法，进而把上台前的高唤醒水平转变成一种让你想逃离的不愉悦的感受。接下来你可能会主动脱离人群，和他人断开联结。这样一来，你就更有可能不停地回想哪个环节出了错。在唤醒水平的下降和事后不断回想的共同作用下，你会感到难过和消沉。

在日常生活里，我们也许不会有这些极致的体验，但我们的神经系统仍然在对身体周围和身体内部发生的一切做出回应。安全或威胁，联结或断裂，经历这些时刻都是正常的体验。但是，如果我们认为这些经历比表面上看起来具有更重大的意义，那这些体验可能会变得具有黏性，挥之不去。

测试 这一刻你会把自己放在刻度盘的什么位置？

快速地检查一下你的身体，有没有哪里感到疼痛或充满紧张感？如果有需要，伸展你的四肢，调整一下。当你下次呼气的时候，试着拖长一点；接着在吸气的时候，放慢节奏，深吸一口。呼气时噘起你的嘴唇，这样一来，你的气息只能通过很小的孔逃出去，就像一根意大利面的直径。让自己呼出一根细长的"意大利面"。现在再大吸一口气，然后呼出，就像来了个深深的叹息。再来一次：大吸一口气，然后呼出，就像来了个深深的叹息。看看此刻你的身体是否充满紧张感，如果是的话就把紧张感释放掉。

你现在会把自己放在刻度盘的什么位置?

在《情绪》(*How Emotions Are Made*)[①] 一书中,丽莎·费尔德曼·巴雷特(Lisa Feldman Barrett)描述了我们的大脑和身体如何通过合作来对某种具体场景进行预测和平衡控制的过程。她使用了"身体预算"这个术语来描述我们身体内部的活动。这种活动会引发我们并不会时刻注意到的感受状态。

比如,在某一特定时刻,我们的肌肉需要多少能量?我们是否需要从什么东西中逃离?或是让椅子支撑我们的身体?我们是否需要通过增加氧气量来为我们的运动提供动力?为了做好某项任务的准备工作,我们是否需要摄入更多的葡萄糖?这些都是我们表面上看不到的、在背景里发生的事。我们很可能无视这个感官世界,它是我们"内感受器网络"的一部分。

内感受是我们对身体内部感觉的认知,包括心率、肌张力、呼吸频率等。我们的神经系统(含肠道和心脏)不断地使用内感受器网络来进行评估,并把相关信息发送给大脑。它目前已被视为我们情绪的感受状态的重要组成部分。你有没有留意过,当你觉得懊恼或兴奋时,你身体内部发生了什么样的变化?可能有许多反应在同步进行着,比如心跳加速、满脸通红、双手

[①] 这里提到的是大陆版译本,中信出版社,2019 年版。台版译本将书名译作《情绪跟你以为的不一样》。——编者注

紧张、眼睛睁大、呼吸变浅、有种惴惴不安的感觉等。这些反应被我们的大脑感知，于是大脑做出回应，并在这些反应的基础上预测究竟发生了什么。

当我们的内感受被激活的时候，我们心跳加速，呼吸变快、变浅，这说明我们处于警觉的状态，已经为行动做好了准备。我们需要为了什么而处于警觉状态呢？是某件有趣、激动人心的事，还是某件我们不喜欢的事？我们是否安全？我们感觉自己与他人是联结的还是断开联结的？我们过往的经历、核心信念及预期会塑造我们大脑所做的决定，并影响我们以何种方式来表达情绪。因此，尽管身体的感觉属于整体情况的一部分，但说到底还是我们大脑对某件事的预测——即根据从环境和身体得到的反馈而做出关于发生了什么的预测——导致某一具体情绪的表达。

下面表 1 这个例子说明了相同的情景可能会引发不同的情绪，主要是看大脑如何感知它所收到的信号。

表 1　相同的情景，不同的理解

情景：你刚回到家，听到屋里传来很响的噪声、人声和音乐声			
躯体反应	想法	情绪	行动
心跳加速、呼吸变浅、头疼	我家里为什么总是如此混乱无序！	易怒的、懊恼的	怒气冲冲地进屋，叫所有人都安静下来

续　表

情景：你刚回到家，听到屋里传来很响的噪声、人声和音乐声			
躯体反应	想法	情绪	行动
心跳加速、呼吸变浅、嘴巴发干、肌肉僵硬	究竟谁在我家里？	恐惧的、紧张的	在门外僵住，仔细听屋里的动静，寻找线索；掏出电话报警
心跳加速、呼吸变浅、胸部有温热感	哇，是惊喜派对！我就知道他们在偷偷策划这件事！	兴奋的、紧张的	微笑，迅速地对着镜子看了一眼，开门

　　尽管我们过去认为同一种情绪只有一种通用的表达方式，但情绪的表达其实因人而异。两个人在面对某个情景时可能都有愤怒的想法，都绷得很紧、一触即发，但他们具体的表达方式却完全不同。其中一位可能大喊大叫，疯狂地做手势，甚至动手打人；而另一位可能身体僵硬、极度克制，既不动口也不动手，只是静静地盯着自己生气的对象。

　　根据彼得·莱文的研究，在表达愤怒情绪之前，一个人的身体里会存在某种由诸多感觉和肌肉运动组成的感受状态。这种感受状态随后会变成带有攻击性愤怒的自由表达，或者怒火中烧的抑制（克制）性表达。

　　在《与情绪和解》（*It's Not Always Depression*）一书中，作者希拉里·雅各布斯·亨德尔（Hilary Jacobs Hendel）探讨了当

我们觉得表达一种核心的感受状态并不安全时，我们会如何抑制自己的情绪表达，比如无法表达自己的挫败感或愤怒感，要么因为觉得表达出来不安全（在这种情况下，焦虑会被激活），要么因为觉得表达出来是一种不道德的做法（在这种情况下，我们可能想和他人保持距离，并会产生愧疚的想法）。这对于初为人母的人，或者因亲朋好友自杀而痛失他们的人来说，都是常见的体验。我们有时觉得把责任归咎于自己，比对我们在乎的人懊恼要容易一些。我们实际上在制造内疚情绪，而内疚又会让我们感到更糟糕、更孤立。怪罪自己可以让我们继续相信，我们原本可以做些什么来改变结局，我们能够控制事态的发展，我们并非无能为力。

当伴有批判性的评价和自我攻击的行为时，愧疚感（"我做了坏事"）可能演变成羞耻（"我是坏人"）。这种羞耻情绪会严重阻碍我们，把我们锁在一个无言的、冰冷的地方。在这个沉默的地方，我们很难疗伤。当人们感到羞耻的时候，会喜欢沉默，因为在沉默中，人们会感到很安全。羞耻使我们保持一种封闭状态，和他人断开联结。如果我们回看图2的刻度盘，我们会发现我们越接受自己和他人，越对自己和他人有安全感，羞耻情绪就越少。安全、与他人联结和同情的体验可以使我们从羞耻的束缚感中解脱。

情绪是大脑向我们传递信号的方式，告诉我们哪些重要的事情正在发生，哪些事情即将发生或已经发生。它们出现得很快，而且经常不在我们的意识范围之内。拥有一个可以发现并报告从身体到大脑、再回到身体的种种信号的系统——而且该系统不会为了等我们意识到自己的情绪后再做决定，它不会放慢速度——对我们的生存可谓至关重要。所以，我们确实需要这些事件发生在自己的意识范围之外。但当它们闯入我们的意识时，是有原因的。正是在这种时候，我们所使用的管理我们情绪的方式可能会给自己带来更多的困难。在这里，我的观点是，我们中的许多人学会或被教导，要害怕或者尝试压抑并回避自己知道的东西，这可能让我们陷入纠结和对抗的境地。

什么是恐惧

对危险情况进行迅速评估是我们赖以生存的关键。如果我们不具备这种能力，我们可能会做出许多给我们带来严重伤害的事，比如径直走到高速驾驶的汽车前，或者无视路况疯狂飙车。我们需要有针对潜在危险的快速预警机制，而这种快速仅靠我们的意识思维肯定是远远无法企及的。神经科学研究员相信我们的大脑里有一个生存回路，它协调大脑从我们所处的环境里感觉到或识别出的所有信息。这个回路帮助我们迅速高效地评估并应对威胁。不过，我们的身体也是这个过程中充满智慧的一部分，并不是只有大脑在起作用。斯蒂芬·波吉斯用自创的"神经觉"（neuroception）[①] 一词来描述我们的神经系统识别来自我们所处环境的信息，并将危险或安全的信号通过迷走神经传输至大脑的运作方式。

对威胁的感知通常发生在我们的意识思维之外。这一点很重要，因为拥有一个能尽快预测和评估危险的系统对我们的生存可谓至关重要。我们的身体不断从我们所处的环境里获取信息，我们的大脑利用这些信息，并结合我们之前的体验对目前正在发生的事情做出判断。如果察觉到了危险的信号，我们的保护机制——战斗或逃跑——就会启动。我们的肾上腺素和皮质醇会激增，葡萄糖涌入大脑，血压升高，心脏会为全身肌肉输送更多的血液。我们的呼吸变得急促，以便将氧气供给大块肌肉（它们此时可能会抽动或感觉摇摆不定），为行动做好准备。我们的消化速度会放慢，因为身体在应对危险时，消化食物的任务退居二线。这会给我们带来紧张的感觉，就好像胃里有蝴蝶在飞；唾液的减少也会让我们的嘴巴变得干燥。肾上腺素的效果还体现在我们的脑袋里，即我们更能注意到视野和感知中的非正常状态，比如看到的东西比平时更鲜明，或者令人眼花缭乱，或者来自很远的地方。我们会产生一种"做"些什么的冲动，通常是逃离这类威胁，或者把它消灭掉。这就是所

---

① 　该词没有统一的译法，但神经科学的业内人士大多翻译为"神经觉"。——译者注

谓的"战斗或逃跑"机制。但是，如果我们被困住，无法逃离危险，我们就会感到一种无助的恐惧，进入"僵住"反应，或者说无法动弹的模式。这时，我们的神经系统在进行着额外的工作，而这一过程会让我们整个人处于自动关闭的状态中。这是求生本能的极端反应，此时我们可能觉得自己和周围发生的一切都被切断，处于分离的状态。人们在谈论恐惧和"战斗或逃跑"时，经常忽略"僵住"的反应。但其实这种反应很重要，因为当我们面临致命的危险时，我们可能大多变得无法动弹，没法"逃跑"或是"战斗"。只有当我们的预警系统发现了逃离出路或潜在安全的时候，我们才有可能跳出"僵住"的模式。

许多被性侵的受害者都苛责自己，她们觉得自己当时应该奋起反抗，或者大声说"不"，或者逃跑。但事实上，她们动弹不得的状态并不在她们的控制范围之内。如下面图3所示，一旦"僵住"反应被激活，你只能束手无策，直到你的预警机制解除警报，告诉你又可以安全移动为止。归根结底，你的大脑深层功能在掌控大局。因此，如果你曾经像吓呆的兔子一样不知所措，出现"僵住"反应，请不要责怪自己。这只是你的预警机制对严重危险做出的正常反应，它迫使你停在原地不动，这是一种让你保持安全的方式。

在图3里，我们可以看到随着刻度盘数字的上升，身体的唤醒水平也越来越高，使我们进入"战斗或逃跑"的状态。但是，如果危险达到了足以致命的程度，我们的"僵住"反应就

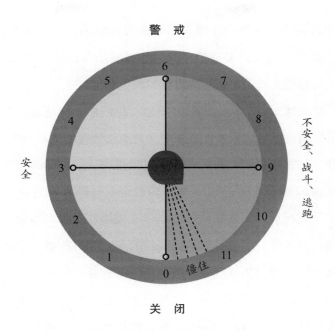

图3　显示了从"安全"到"不安全、威胁、生命威胁"转变的
战斗、逃跑、僵住的刻度盘

会上线，我们整个人会处于封闭状态，无法动弹。

　　我在这个刻度盘上还加了一个参与或不参与维度的设计，用来展示当我们感到安全时，我们能舒适地和他人产生联结，但当我们进入"战斗或逃跑"，然后"僵住"时，我们会从与他人的安全联结中抽身，进入分离或关闭的状态。如果我们感到压力很大、很紧张或很懊恼，我们和他人的联结就会受到损害。如果我们有过被虐待、无法信任他人的经历，那么我们难免感到不安全，于是就会关闭自我，切断和他人的联结。这会让事情变得复杂,因为一方面我们想获得安全感、想被他人抚慰,另一方面我们又异常谨慎,有一种想和他人保持距离的本能,于是内心就会充满矛盾的挣扎。

理想情况下,在大多数时间里,我们都处在刻度盘里中等及低数值的区域,或者在处于中间数值的情况下活动和被唤醒。但是,一天当中随着我们不断应付出现在我们面前的问题,几次数值的飙升也很正常。如果你曾经有过险些就要惹上大麻烦的驾驶经历,比如在从黄灯即将变成红灯的瞬间加速冲过十字路口,或者为了避免车祸而猛踩刹车,你可能会注意到胸部和腹部有一种波涛汹涌或者摇摆不定的感觉。你的心可能怦怦直跳,头也可能会有些疼。这是因为当你从刻度盘上的中等及低数值区域上升到高度警戒区域,然后再降下来的时候,你的"战斗或逃跑"反应被激活了。现代世界中的许多事物都会引发这种反应。对部分人来说,这种感觉是如此难受,而且它被触发的频率是如此难以预料,以至于他们可能会产生对这种感觉本身的恐惧。

有些人在某些不愉快的经历(比如惊恐发作,或是某个痛苦事件)中已经体验过这些感觉。在这种情况下,只要有任何事物触发了类似的感觉,他们就会感到害怕。他们甚至会通过主动检查自己有没有"中招"来试图控制这些感觉。对于任何潜在的导火索,他们都会避而远之。如果神经系统需要我们为行动做好准备,我们也无法让它停止工作,因此每天出现的各种不确定因素意味着我们总是处在焦虑的期待状态之中。这样一来，我们很容易进入刻度盘的高数值区域，进而产生恐慌的感觉。

我们的中枢神经系统擅长发现威胁和危险并能提前做好准备，但它也可以帮助我们找到安全。"安全感"是一种核心情绪，对我们的幸福非常重要。我们来做个练习，试着激活这种感觉。

练习 设想一个让你感到彻底满足和安全的地方。这个地方可以是一个度假胜地，或是你的卧室，或是一个想象的空间。当你脑海中出现这个给你带来安全感的地方时，留意你看到的画面。这个地方有什么声音？有什么气味？你能触摸到什么东西？留意你身体里体验到这种安全感的具体部位。记住这种安全的感觉，然后留意什么时候失去了这种安全的感觉。如果有需要，任何时候你想找回这种安全的感觉，都可以想象这个安全的地方。

学习"对恐惧的恐惧"

惊恐发作是一件很可怕的事，我们会感受到来自身体的对恐惧做出反应的全部力量。发作伴有一系列来势汹汹的感觉，比如令人晕眩、席卷全身的肾上腺素、怦怦的心跳、又急又浅的呼吸、奔溢的思维、摇晃的双腿、干燥的嘴巴，以及脑海里预示着紧迫危险的想法或画面。

第一次惊恐发作往往是纯粹的生物化学事件，来得非常突然，毫无预警，尤其当我们处于急性压力之下的时候。发作时的感觉很像心脏病的症状，如果我们非常害怕，真心觉得自己有生命危险，那是完全可以理解的。对部分人来说，这些感觉在大脑里和恐惧联系在了一起。我们害怕这些感觉，因为我们认为它们的出现意味着心脏病可能会发作。

正是由于我们害怕这些感觉，我们不禁担心它们会再次来袭。我们开始审视自己的身体，想确保这些感觉没有出现，但这必然会让我们处于高度戒备的状态。一旦处于高度戒备中，我们的唤醒水平就会上升（刻度盘显示的数字不断上涨）。在这种状态下，我们会注意到自己口干舌燥、呼吸又急又浅，以及心跳怦怦。我们的大脑接收到这些信息，担心发生糟糕的事，我们的恐惧水平因此更上一层楼。

很多事物都可以成为触发物。我们的大脑把各种信息储存在一个支离破碎的联想网络里。一些小事，像第一次惊恐发作的日子，当时天气有多热或多冷，是晚上还是白天，地毯是什么颜色，具体在什么地方发作，等等，都可能触发大脑的警报系统，引起我们的不安。

我们来看一个经历过惊恐发作的人的例子。上次发作时他正在逛商店，因为情况严重只好突然离开，之后就再也没去过那里。当他再一次出现在这家店附近的时候，他的大脑处于高度警戒的模式，预测有可能再次出现惊恐发作的情况。这就开启了他的身体为行动做准备的程序。他会释放肾上腺素和皮质醇，呼吸急促，心跳加速，因为他有可能需要迅速逃离那里。这些来势汹汹的身体反应可能会令他感到害怕，于是他心想："哦，不！我又要再次经历惊恐发作吗？"这会增加他的恐惧感，进一步提升身体为危险做准备的状态。他也更加确信灾难一定会发生。

　　这种恐惧被称为"对恐惧的恐惧"，因为我们学会了害怕我们身体自身的恐惧反应。这并不是一种罕见现象。据 2011 年的一项流行病学研究估计，英国受惊恐性障碍影响的人数大约占总人口的 1.7%。这意味着今时今日，英国有 11.2 万人受其困扰。

　　我们应对恐惧和焦虑的主要方法通常都是以某种形式来逃避，因为我们想远离一切预示着危险的东西。如果我们身体的感觉会触发恐惧反应，那我们必须努力避开这些感觉。但问题在于，你没有办法逃离自己的身体。如果你试着这么做，你就必须进入高度防备和警戒的状态，时刻留意你自己身体内的各种活动。研究表明，这种高压状态对我们总体的幸福感和免疫系统的运作有切实的影响。

　　逃避会使我们对自己刻意避开的那个东西心存恐惧。在第一章里，我们提到因为害怕糟糕的自我感觉意味着我们存在某些缺陷，相当一部分人刻意不去看心理治疗师，即使我们在理性层面意识到和治疗师聊天也许能起到一定的作用。从某种意义上来说，不想感到沮丧是合情合理的选择，但刻意避开负面情绪只会让我们变得更加焦虑。

我们之前举过一个例子：5岁孩子做噩梦，担心卧室里有怪兽。你会看到逃避行为的具体体现，包括孩子迟迟不肯睡觉，不停问问题并需要确认，害怕一个人睡，要求睡到父母的床上，等等。在和孩子交流时，我们需要在给他们提供安慰和帮他们不害怕自己的恐惧感之间找到平衡。在连续几个晚上没有可怕的事发生后，更重要的是，在他们总体感到安全的情况下，他们的大脑会意识到自己是安全的，房间里并没有怪兽，于是恐惧感会逐渐消退。但是，如果我们不先安慰他们，他们很可能会持续处于一种唤醒水平极高的状态，没有能力去忍受自己的情绪，把整个人封闭起来，或者通过某种消极的方式来发泄情绪。同样地，如果我们过度安抚他们，他们就学不会如何管理自己的情绪，这也是不可取的。

消灭恐惧的有效办法是在一个安全的环境里，通过得到合理控制的暴露，逐渐降低害怕程度，直至最终不再害怕。逃避无法消除恐惧，它只会强化恐惧。明白了这个道理，我们同样可以使用适度的暴露来减少自己对某种情绪的恐惧。第一步是提醒自己，情绪也许并不会伤害你，它们也许没有像大家告诉你的那样危险。第二步是开始留意情绪，并给它们贴上标签。我的意思是，你要真正留意情绪在你身体内部导致的感觉，以及当你处于某些特定情形的时候你脑海中闪过的想法。如果可能的话，不要轻易做出评判。这个说起来容易做起来难，因为你有可能瞬间就会出现逃避反应。没关系。在你能察觉到的范围内留意情绪，并给它们贴上标签。可以使用下面的工具来帮助自己。

工具　管理情绪、达到清晰状态的三条规则：（1）**留意**；（2）**贴标签**；（3）**接受，不做评判**。

做个快速扫描。你发现了哪些微小的感觉，无论多小都算。记得要保持好奇心，不要急着做评判。说到底，你的发现都只是来自你身体和大脑的信息。你现在很安全，可以开始观察了。

你的喉咙有没有哽住，胸部有没有震颤，又或者脑袋里有没有嗡嗡的感觉？手指有没有阵痛？你的脑海中是否闪过某些念头？你是否有什么冲动或者想要实现的行动？留意这些细节。

你可以更进一步，看看哪些描述情绪的词汇符合你的情况：愤怒的、焦虑的、悲伤的、兴奋的、羞耻的、孤独的、内疚的。你能否从中选出一个大致准确的词汇，然后在此基础上进一步寻找更贴切的词汇？你可以参考附录中的情绪词汇清单，或者列出你自己的词汇清单。比如，我现在感到有些恶心，因为我饿了，需要吃午饭，但我又担心我还没来得及完成今天的工作就得去接女儿放学。我留意到位于我左眼上方的脑袋中的位置有紧绷的感觉。如果要找准确的词来形容我的感受，我会说我有一点紧张，而且由于高度专注而感到头疼。

不过，要找到精准的词汇来描述情绪确实很难。这主要是因为我们已经习惯只使用那些常见的代表消极情绪的名称。我们往往缺乏给愉快的或一般的感受贴标签的练习机会。此外，我们的心情可能很复杂，很难用某个词语来描述，或者说我们并非只有一种感受，而是正在经历一种由许多信息共同组成的"感受状态"。还有一点很重要，值得引起注意：大脑中的语言网络在试图明确表达感受的时候可能颇为挣扎，因为感受状态的各个方面分别来自大脑和身体内的不同区域。

在做完引言部分的柠檬练习后，我们进一步唤起了三组其他的记忆和感受状态。我分别给它们贴上了"自豪""轻微的尴尬"和"满足"的标签。如果你做了这个练习，你觉得它容易吗？还是说你觉得很难集中注意力？学会容忍和接受我们的身体状态——无论是愉快的还是不愉快的——而不是去逃避或压抑它们，是情绪管理中非常重要的一项技能。慈悲聚焦疗法（Compassion-Focused Therapy，CFT）的创始人保罗·吉尔伯特（Paul Gilbert）认为，这会让我们从逃避情绪后出现的内心混乱中解脱出来。你也许觉得这很容易做到，根本不需要转移自己的注意力。但不得不说，情绪一旦出现，我们并不总能轻松地就对其置之不理，尤其当我们认为那是一种不愉快的状态的时候。

不过，我们确实有能力学习管理并克服那些对我们无益的情绪，构建全新的体验。我们可以重新评估，做出改变。我们继续生存的关键所在是：学会适应。心理治疗有助于推动这样的适应过程，让你能够做最好的自己。

在下一章里，我将探索是什么阻碍我们了解自己的感受。我还会展示如何分析让你感到难过的具体原因。这样一来，你就会开始明白怎样通过心理治疗来帮助自己。

第三章

我为什么焦虑 I

如果我们抗拒的某个想法或某种身体感觉开始出现，我们往往会对自己喊"停"。如此一来，大脑里会建立起一个环路，让我们更有可能注意到自己不想体验的事物。于是，我们会感到更加痛苦，整个过程周而复始。

在接下来的两章里，我想帮助你拆解让你感到焦虑的东西。我将使用一个名为"表述圆圈"的工具，向你展示如何利用该工具来挖掘在某些情景中发生在你身上的事。这个工具可以在本书的第四章里找到，但首先请允许我解释一下：为什么有时我们很难意识到什么让我们感到焦虑？尽管这背后的原因可能尤其让人难以理解，我还是想先试着解释一下。

注意力和意识

在之前的柠檬练习里，我们刻意想象了柠檬的画面，然后把注意力从这个画面转移到我们身体的反应上。这种注意力焦点的刻意转移增加了我们在那一刻所意识到的东西。换句话说，我们扩展了自己的意识。

在日常生活中，我们大多在自己意识的界限之内运作，在某个具体的时间点只关注一定数量的信息。这是因为我们的大脑和身体接收并传递大量信息，已经远远超过我们能够关注的范围。只有为我们的注意力设置界限，大脑运作起来才能更高效。如果我们留意发生在身体内部和周围环境的所有信息，我们会有种被淹没的感觉。对一些人来说，感官超载是每时每刻都在面临的挣扎，他们的大脑很难过滤掉某些刺激。我就是这样一个对刺激高度敏感的人，光线、温度和声音都会深深困扰到我，造成感官超载。这对神经多样群体以及伊莱恩·阿伦（Elaine Aron）提出的"高敏感人群"（Highly Sensitive Person，HSP）来说是一种常见问题。在自己能够比较舒服地留意多少感官信息这一点上，我们每个人的情况都有所不同。有些人对味觉特别敏感，是所谓的"超级品尝家"。有些人则在寻求刺激方面有很高的得分，一般人难以忍受的刺激却正好让他们处在一种很舒服的状态。

我们处理来自身体内部和外部的感官信息的方式对我们的情绪感受也会产生影响，因为就像我们在上一章里讨论过的那样，我们的情绪和身体感觉之间存在着一种关系。对某些人来说，这种关系非常顺畅，而对其他人来说，这种关系可能难以预料，或者导致感官超载，又或者根本不会被注意到。我们每个人的意识都有一个基准范围，而我们就在这个范围内运作。

我们的大脑负担着过滤大脑、身体和环境之间各种双向信息的工作，以使我们能够高效运转。要完成这份工作，大脑需要简化决策过程。这是我们学习和培养习惯的一个理由。如果你重复做某件事情——比如，每天早晨都去同一家店买咖啡，你的大脑就会得知：**如果我想**（在那个时间和地点）喝咖啡，**那么我就会去那家店买**。这会简化你买咖啡的决策过程，以至于一想到咖啡，或者早上胃里有些感觉，你大脑和身体里的一连串行为就会促使你走进那家店。如果早晨买咖啡的习惯已经持续了一段时间，你的大脑就会迅速高效地做出预测。你甚至可能没有出现关于咖啡的念头或感觉，就发现自己已经来到了那家咖啡店，这并不是你有意识决定去那里的结果。丽莎·费尔德曼·巴雷特通过研究发现，大脑是一台预测机，它根据过去的经历来做出预测。很多自动行为都在我们的意识之外发生。

当这些自动行为和令我们恐惧的事物产生联结时，我们就可以看到显著的负面影响。举个例子，某些不愉快的想法令我们感到害怕，于是我们试图努力去驱赶这些想法。这很容易理解——如果你不喜欢脑海里闪过的念头，你自然希望这个想法能快点离开。你可能会通过做一些事来达到这个目的，比如转移自己的注意力、完成某个仪式，或者告诉自己停止那个糟糕的想法，等等。如果你做了任何诸如此类的事，你就是在训练你的大脑：**如果那个想法出现，那么我就必须"做出"**（某个具体的行为）来赶走这个想法。

仪式和信念

你在应对那个想法时"做"的事会成为决策树[①]的一部分，如果它能得到强化则更是如此。强化是指某件事让另一件事更可能，或更不可能发生的情形。如果你完成了某个仪式后想法就消失了，那么你的大脑就会把这个仪式记为积极的结果，下次再出现这个想法时就会提示你采取同样的行动。

我们可能觉得很多仪式都必须完成，比如对自己重复某些话，检查插头、水龙头或电源开关以确保安全，洗手，按固定的方式排列事物，等等。当我们相信为了实现某个结果，我们必须重复这些行为若干次的时候，这些行为就成了仪式。如果我们觉得实际次数过多，但自己却停不下来，那这些仪式就会成为问题。

仪式很普遍，而且在减少不愉快的想法和感觉方面很有效。在 2016 年发布的一项调查研究中，艾莉森·布鲁克斯（Alison Brooks）和她的同事证明了当演出人员在某场演出前完成对自己有特殊意义的仪式时，他们的焦虑情绪明显降低。针对这个现象提出的一个理论是：仪式有助于减轻我们进入激活状态、准备表演时身体出现的紧绷感。这是控制我们通常不喜欢的，

---

① decision tree，这是一种通过图示罗列解决问题的有关步骤及各步骤发生的条件与结果的方法。每个决策或事件都可能引出两个或多个事件，导致不同的结果。画成的决策分支很像一棵树的枝干，故有此名。——译者注

并且很想消除的那种紧张情绪的一种办法。

我们有关仪式所产生的力量有多大这个问题的信念也会起作用。如果我们坚信某个仪式成功阻止了坏事发生——比如一场糟糕的演出——我们自然会完成那个仪式。如果演出顺利进行，我们则会把原因归结为幸好我们完成了仪式，这就是强化作用。仪式和结果在我们的大脑里产生了联结，今后我们遇到类似的情形时它会自动成为我们决策过程的一部分。正是因为仪式和决策过程"绑"在了一起，如果我们不完成仪式，就会觉得哪里不对劲。这就是下次必须得完成同样仪式的原因所在——我们对它产生了依赖。

我们的信念会对我们产生影响。如果我们认为一个想法是"坏的"，或者这个想法意味着我们、他人或整个世界都是"坏的"，那我们在想法出现的时候自然会感到焦虑。如果我们认为完成一个仪式有助于阻止坏事发生，那我们就会一直重复这个仪式。就像布鲁克斯和她的同事在研究中发现的那样，仪式很可能会减轻我们焦虑的情绪，减少类似的想法。因此，当我们今后再感到焦虑的时候，重复这个仪式的可能性就更大了。这是一个力量强大、难以摆脱的反馈环路。我们执行仪式后焦虑感的减少就像是对大脑的"奖赏"。我们暂时阻止了一件坏事的发生。下次我们再有同样想法，或者有和这个想法联系在一起的糟糕感受出现时，我们的大脑会记得上次什么做法是有效的，然后会提示我们再做一次。这是精简决策过程之后的决定，它也同样适用于我们形成的其他信念。比如，我们在前两章里探索过的关于心理治疗，或者关于我们自己情绪的信念。

审 视

每当我们给某样东西贴上"坏的"或"想躲避的事物"这类标签时，它就会在我们的威胁清单里被"标记为"要小心提防的对象。我们生来就能迅速识别威胁，以便在需要的时候采取规避措施。这是我们赖以生存的关键。因此，如果我们感觉到潜在的危险，或者把某样事物看成是"坏的"，又或者相信它是有害的（这包括我们自己的想法或感受），那我们就会有躲避这种事物的强烈欲望。这就是我们会立刻产生转移注意力的冲动，驱散不愉快的想法或画面的原因所在。

不幸的是，我们偏偏生来就会审视或查看那些我们想躲避的东西，以确保坏事不会发生在我们身上。这样听起来有帮助吗？嗯，尽管并不是平静生活的良策，对吧？我们的大脑是台预测机，根据过去发生的事来做出预测。我们在前一章里看到，为惊恐发作苦苦挣扎的人恰恰会审视他们自己害怕的那些感觉。这是一个自动的过程，你可能意识不到你正在这么做。你有没有留意到如果你和某人之间的意见存在分歧，你会时常审视社交媒体吗？如果你对某人在社交媒体上的一条留言感到恼火，你很难忽视它，对不对？你想努力克制自己，但还是会不时回去查看一下。或者，你是否曾经审视过房间里的某个角落，想确认有没有蜘蛛出没？又或者审视一条街道，以确保你可以避开某人？一个经典的例子是你走在一条黑暗的街道上，对任何移动的阴影或任何声音都保持高度警觉。当你审视危险信号时，你身后的每个脚步声听起来都离你那么近，像是一种潜在的威胁。

审视的目的是确保我们在有需要时可以迅速采取行动，但这种警觉的状态使我们更容易把事物看成是有威胁性的，即使它们是中立的、不具威胁性的。当我们处于警觉状态时，我们更容易看到糟糕的境况。这也就使我们感到更加焦虑，整个反馈环路不断重复。由于我们陷在周而复始的环路里，时间一长，我们可能很难拆解到底是什么触发了我们的焦虑感，这会进一步导致我们经常坐立不安。

逃避：压抑情绪和分散注意力

我们经常用来应对侵入性想法和焦虑的策略是分散注意力或压抑情绪。这些可能是我们所有人在某个时刻都使用过的正常应对策略。比如，当你想哭的时候会忍住泪水；或者在纠结某位朋友为何没有回复你的信息的时候，找点其他事情来分散自己的注意力。我们都有能力转移自己的关注对象，而这种能力会改变我们处理事情的方式。这有时对我们会有帮助，让我们更具有适应性，但它也可能导致我们形成一种对自己不想做的事情的恐惧回应。比如，男人和男孩长期被灌输的信息是：如果感到沮丧，一定要隐藏情绪。可能最初这是在危险时刻——比如在战争中——用来保持专注力的适应性策略。然而，这个信息经过无数次强化，已经成为一种社会规范。我们在看具体语言的时候，可以发现隐藏在表面背后的恐惧，比如"拿出男人的样子""不许哭""别当个娘娘腔"，等等。这里的信息无非是：不好的事一定会发生，除非你转移注意力。换句话说，**如果**你不压抑自己的情绪，**那么**情况就会很糟糕。这是我们的大脑习得的信息。

这种压抑行为不但是一种社会规范，而且时间一长会变成个人习惯，导致我们心里产生一种恐惧：如果不压抑自己情绪的话，会有什么后果？我们会被别人鄙视吗？会被自己鄙视吗？或者同时被别人和自己鄙视？我们很害怕情绪在不经意间悄悄逼近的迹象。于是，情绪变成了我们的敌人。但是，当我们压抑身体的自然反应时，我们是要为此付出代价的。艾米丽·巴特勒（Emily Butler）和斯坦福大学的团队做了一个实验，让一组参与者在看完令人痛苦的电视节目后压抑自己的想法和感受。结果组员纷纷出现血压升高的情形，而且表示对组里其他人的好感减少，彼此的联结程度降低。这与另一组参与者的反应形成了鲜明对比。那一组参与者在看完电视节目后被允许自然地表达想法和感受。组员纷纷表示和组里的其他人建立了积极的联结，感觉大家都在分享共同的经历，他们的血压也没有升高。

　　在有需要的时候我们可以选择压抑，而不去表达，但这会消耗资源和能量。韦伯和同事在2012年的一份研究报告中指出，人们往往自以为能够控制某种情绪，但实际上依旧经常展现出那种情绪。也许在试图压抑某些感受的过程中，我们反而会让自己更加留意到这些感受。我们大脑的审视功能使这种情况变得更加可能。我们来看看当我们压抑情绪、试图"停止"想法时大脑里发生的另一项进程。

粉色大象与"讽刺进程理论"

　　想象一头粉色的大象。可以是任何程度的粉色，在任何背景下的，立体的或平面的，你希望它多大就有多大，希望它多小就有多小。想象出来了吗？好，确保你可以清晰地看到这头大象。现在告诉自己别再看它，也别再想它。停止想象这头粉色大象。停！如果大象的画面又冒出来，试着把它赶走，推开它，告诉自己"别再想了"。让这个过程持续大约一分钟。每次大象出现的时候都举起一只手指，立刻对自己说："**别再想了！**"

　　大象的画面出现了多少次？记下次数。

　　现在我们来做个不同的尝试。这次想象那头粉色大象，然后试着让画面停留在那里。每当它消失的时候，把它拽回来。一分钟后暂停，缓缓吸一口气，再缓缓呼出。留意你脑海中闪现和消失的任何想法或画面，随它们自由来去。

你注意到了什么？在第一个练习里，当你试图让粉色大象消失时，它在你脑海里出现了多少次？你努力停止想它的时候有什么感觉？很平静，还是有点被激活了？让画面消失容易吗？还是比你想象中的困难一些？

在第二个练习里，当你试图让粉色大象停留在脑海中时，又发生了什么？会比试图赶走这个想法容易一些吗？又或者让想法停留其实很难？最后，当你允许自己不做任何事情，任由想法和画面自由来去时，是一种什么样的体验？

从我和来访者做这个练习的情况来看，他们试图让粉色大象消失，但它的画面却不断出现，次数颇让人感到意外。这是"讽刺进程理论"（ironic process theory）的一个典型例子：你越想压抑某个念头，这个念头反而越容易冒出来。这种情况之所以发生，是因为为了成功压抑某个念头，我们的大脑必须记住什么是不可以想的，这等于增加了让它停留在脑海中的机会。这就是我们在夜晚为各种事情担忧时会出现的一种情形。我们越是试图关闭大脑，告诉自己"停！"，那些忧虑就越有可能反弹。由于我们对自己无法停止这种担忧的状况感到沮丧，我们的睡眠也随之受到影响。这种沮丧意味着我们的身体处于一种高度唤醒和激活的状态。不幸的是，这会导致我们更有可能出现"假如……会怎么样？"的想法或其他焦虑念头，因此陷入另一个无益的循环。

"讽刺进程理论"是当人们在和侵入性想法做斗争，试图把它们驱逐时，反而产生痛苦的机制之一。这一进程也加重了创伤后应激障碍（post-traumatic stress disorder，PTSD）的痛苦程度，因为我们越是逼自己不去想创伤性事件，我们就越会反复地想。结果，通过不断把记忆推开，实际上我们是在让记忆一次次地反弹。由于记忆是创伤性记忆，它们会带来困惑和痛苦——它们以"闪回"的形式呈现出来，而不是遥远的记忆。这些不断闪现的片段可以是画面、气味、声音、肢体运动或感觉。当闪回出现时，我们会觉得事件就在此时此刻发生。这是因为创伤性记忆不同于其他的日常记忆，往往缺失正确的时间和日期编码。

克服逃避

在应对闪回和侵入性想法的问题上，治疗工作很重要的一环是提供让来访者感到安全和平稳的策略，同时帮助他们逐渐消化并忍受创伤性想法或记忆带来的不愉快体验。最终的目的是使来访者能够让想法、画面或感受自由来去，不人为压抑，以免雪上加霜，多一层痛苦。

有时我们选择驱逐某些情绪，是因为我们觉得直接把它们表达出来不安全。比如,愤怒是我们经常刻意节制的一种感受状态,它的力量非常强大。保罗·吉尔伯特教授是 CFT 的创始人,他认为我们之所以压抑愤怒,要么是为了维持社会关系,要么是为了躲避进一步的威胁。一个典型的例子是我们在工作时不敢直接对领导表达不满,之后回到家里,躲进自己的房间一句话也不说;或者突然为了不相关的事情对我们的伴侣大发雷霆。在家里或自己的车里表达情绪当然会相对安全,但仔细回想一下,导致我们爆发情绪的事情往往不是我们的愤怒的真正来源,而是让我们可以发泄真实感受的安全触发点。

我们在上一章里讲到我们有时知道表达真实感受不安全,于是想方设法压抑自己的情绪,以免遭受进一步的威胁。这正是我们社会性动物的一种体现——我们为了融入自己所处的社会团体能够做出适应性的行为。我们学习怎么做才会被他人接受。被接受意味着我们感到安全,并且和他人产生了联结。我们的社交需求或归属系统必然会激发我们朝着被他人接受的目标而努力。

我们有能力压抑自己的真实感受,这一点很耐人寻味。一方面,在表达某种明显对我们无益或不安全的情绪的时候,压抑可以帮助我们做出适应性的调整,从而让事情进展顺利。但另一方面,这种逃避行为也会给我们带来负面影响。它会导致我们产生对自身的疏离感,无法辨别及控制自己的情绪。这一点在米特曼斯格鲁伯(Mitmansgruber)等人于 2009 年做的经验性回避的研究中已经得到证实。

让我深受触动的另一点是，被压抑的情绪似乎怎么也无法消失。它们去了哪里？情绪研究暂时也无法告诉我们答案，因为没人能就情绪处于什么位置达成共识。也许它们根本不是存储在一个地方。事实上，丽莎·费尔德曼·巴雷特在她近几年出版的《情绪》一书中明确指出，并没有决定性证据显示情绪位于大脑的某个特殊部位。

然而，我们能够压抑情绪，能够在之后的某个时间点让它们被激活，或者被再次激活。这怎么可能呢？我们的大脑和身体应对创伤的方式，以及创伤性记忆存储和随后被触发的方式，也许有助于我们找到答案。

未完成的进程：创伤性记忆的不完整性质

与其他记忆不同，创伤性记忆以碎片信息的形式存储在我们的大脑中，并没有融入我们的标准记忆网络。举个例子，假设你回忆起一周之内发生的某件事——比如昨天晚上吃晚饭的经历。这顿晚饭的记忆是由信息块所组成的：你在**哪个**地方、**哪个**时间，与**哪个**人一起吃饭。随着你继续回忆，你可能会想起一些其他的信息，比如你坐在哪里，你在看什么，你的盘子里是什么类型的食物，它的味道如何，等等。但除非在这顿晚饭中发生了什么创伤性事件——我希望这种情形对你来说不成立——你是不会觉得这一切是当下正在发生的。如果确实发生了创伤性事件，那么我诚挚邀请你告诉自己（和你的大脑），这件事发生在昨晚，而**不是**发生在当下。

当我们回想起创伤性事件的时候，我们会感受到强烈的情绪波动，我们的身体随即会做出反应，如同该事件发生在此时此地一般。一种常见的理论认为，创伤性记忆在存储时没有准确的时间和日期编码，所以没有被看成是发生在"过去"的事，也就没有被完全融入我们的记忆网络。正因如此，一旦被任何提醒物触发，我们就会进入"激活"状态，好像我们的身体需要立刻处理某个危机一样。我们启动了"战斗或逃跑"的反应模式，并在这种状态下做出进一步的行为，尽管从理智层面上来看，我们知道没有任何事在这一刻发生。

创伤研究人员认为我们大脑的联想网络存储了各种不同类型的关于事件发生过程的信息。比如发生撞击时我们身体的位置、具体的时间段、相关的颜色或气味等。有些研究人员还在探索我们神经系统的未完成进程是如何被存储的。比如，假设你在田野里遇到一头具有攻击性的公牛，被吓得不轻，你试图逃跑，但你的脚却不听使唤，整个人动弹不得。这种未完成的运动进程的能量会存储在你的大脑的神经网络里。在之后的某个时间，如果该神经网络被触发，存储在那里的感觉运动信息也会被释放。你的腿和整个身体随即会做出回应，就像是为了满足当初没有得到及时释放的需求一样。这种理论是由创伤治疗专家彼得·莱文提出的，他是"躯体感受疗法"的创始人。他的观点正是巴塞尔·范德考克的著作《身体从未忘记》(*The Body Keeps the Score*)里的核心理念。这本书的主题是我们的身体能够并且会如实反映我们在生活中经历的一切，有着巨大的影响力。

我们的记忆系统是复杂的联想网络，其中某些神经元与另外的神经元互相产生连接。这些连接不但数目庞大，而且层次丰富。这就是为什么有时只要遇到微小的触发物，你就会回忆起过去的某些零碎片段的原因。莱文在他的著作《心理创伤疗愈之道：倾听你身体的信号》(*In an Unspoken Voice*)中详细描述了探险家戴维·利文斯通(David Livingstone)的传奇故事。利文斯通曾经被一头狮子袭击，生命受到威胁。后来狮子虽然被枪打死，但利文斯通已经命悬一线。在回忆事件经过时，利文斯通说自己在被袭击的过程中只感觉到麻木，并没有痛苦或恐惧。这是因为如果我们处在某种危及生命且没有出路的情况下，我们会自动进入动弹不得的"僵住反应"模式。

利文斯通从袭击中恢复了过来。但是，之后的每个周年纪念日，他在袭击中受到严重伤害的那侧肩膀都会再次发炎。

医生自然对此感到非常困惑。不过，这种呈现方式却并不罕见，而且它总被归结为心理问题，而不是真正的医学问题。我们曾经——从某种程度上来说现在依旧——认为人的症状只有两大类：不是心理的就是生理的。现代神经科学已经向我们证明了这种观点的局限性,所以我们没必要再坚持这种理念。戴维·利文斯通每年准时复发的伤痛是真实事件,大概就是由于受到大脑和身体里的神经网络的触发而引起的。莱文在书中详细描述了创伤如何影响整个身体系统,因此各种可能被触发的"记忆"确实会波及我们全身。例如,某人只要一想起自己试图逃离危险的经历,腿部的某块肌肉就会不由自主地抽搐起来。

我们的身体是大脑联想网络的重要组成部分,而迷走神经是在身体和大脑之间进行信息交流的主要渠道。我们的肠道和心脏都是上述系统里与迷走神经相连接的智能部件,这肯定不是一种巧合。它们是神经系统的关键部分,拥有和大脑相似的神经(通信)网络。心脏外科医生莱茵哈德·弗里德尔(Reinhard Friedl)的新书①也值得一看。他在书中着重介绍了一些关于我们的心脏远不只是简单肌肉的神奇故事。

综合考虑,所有这些可能"存储"在我们大脑和身体的联想网络里的信息都和日常生活中压抑情绪以及随后表达或透露情绪的行为相关。当我们回忆一个事件并开始感受到某种情绪的时候,我们其实是在处理自己的体验,这可能包含各种身体上的感觉。我们同时也在把这种体验和事件的意义融入或重新

---

① 此书是莱茵哈德·弗里德尔的新书,叫《生命的跳动》(*The Beat of Life*)。——译者注

融入我们的记忆网络里。

我想说的重点是，我们日常的情绪健康受那些没有完全处理或彻底融入我们记忆网络的事情的影响。同时，这些事不一定非得是巨大的创伤。它们可能只是某个人对你说话的方式，或者随意的一句评论，又或者是你一直在拖延、没怎么上心的某件事。

分 离

我需要在这里特别提到一个在创伤情境里可能出现的过程，在我们试图处理创伤性事件时，它会导致进一步的困难。

戴维·利文斯通受到狮子袭击的例子向我们展示了在极端情况下，我们会进入一种关闭或者强直性不动的状态。这种状态会让我们感到有些麻木，甚至和自己的身体产生分离，但同时它也通过某些行为，比如释放身体的天然止痛药——内啡肽——来帮助我们减轻痛苦和恐惧的感觉。

事件过去之后，这可能意味着相关记忆被阻挡在我们的意识知觉之外，以碎片的形式存储下来。很多事物都会触发这些碎片记忆，如一种相似的声音，或与真实事件里的某种东西类似的气味、颜色、形状或阴影等。当某样事物触发了与事件相关的碎片记忆时，它会让我们感到不安，但这种感觉又似乎来得莫名其妙。我们可能在毫无缘由的情况下突然感到恐惧或痛苦，这是一种非常可怕的体验。

分离是一种让人麻木的感觉，仿佛你整个人都处于关闭状态，或躲在屏幕后面审视生活，无法感受，无法和某种情绪产生联结。分离的对立面是过度警觉和过度唤起——总是感到烦躁不安、易怒、紧张，随时准备逃跑。有些人可以前一分钟麻木，后一分钟就被情绪淹没，但自己并不清楚为什么会这样；也有些人可能觉得自己像是战场上的士兵，总是过度警觉、烦躁不安；还有些人可能觉得自己活在一种持续不断的麻木状态中，基本上无法进行"感受"。所有这些状态都是我们的身体系统试图让我们远离威胁的结果。

创伤记忆具有碎片化的、僵住的、未完成的特质，而当某种威胁可能使我们丧命或某种困境使我们无法逃脱时，这些记忆就会更加难以获取或联结。治疗师的工作是帮助来访者在一个安全的环境里处理并整合这些创伤记忆，让来访者的大脑和身体知道危险已经过去，他们现在很安全，因此创伤记忆能够以过去的信息的方式存储下来。

然而，有时非创伤性的、日常的情绪和行为也会有这种未完成的、碎片化的特质。我经常留意到我在与我丈夫或我信任的朋友聊天时，回忆起某个原本我以为对我没有或几乎没有影响的情景时，情绪会突然变得非常强烈。我听自己说过很多次这样的话："哇，我现在才知道这件事让我如此苦恼。"有时，我们也需要对生活中的日常事件进行撷取、加工和整合，特别是当我们面对较长时间的压力源、要求、意外事件或社会斗争的时候。

　　在这一章里，我们探讨了你可能感到焦虑却不知道原因何在的许多潜在理由。我们深层的核心恐惧和信念经常对我们诠释世界、自己和他人的方式进行过滤。有时它们会把我们带入无益的模式和循环。我们还有一套默认的注意力系统，这意味着我们时常处于自动驾驶的状态，对烦心事浑然不觉，直到问题变得非常明显或令我们感到沮丧时才有所反应。压抑情绪和分散注意力是我们通常采取的应对策略，有时我们甚至没有意识到自己在压抑情绪。这些策略可能成为我们的救星，导致我们过分害怕情绪，把情绪视为敌人。我们可能通过仪式或其他行为来阻止自己体验某些感受，但这些行为会使我们陷入困境，无法解脱。如果我们抗拒的某个想法或某种身体感觉开始出现，我们往往会对自己喊"停"。如此一来，大脑里会建立起一个环路，让我们更有可能注意到自己不想体验的事物。于是，我们会感到更加痛苦，整个过程周而复始。

　　在下一章里，我们会研究一种策略，以分析为什么你会感到焦虑。不过，我最想让大家理解的一点是：不知道为什么你有某种感受并不重要。通过这一章的内容，我希望你可以看到还有很多远比像"软弱"或"发疯"这类粗鲁标签更有意义的事物。因此，让我们先把这些标签放到一边。我们可以用更加明智的方式来解释是什么导致了我们的焦虑情绪。

CHAPTER

F OUR

第四章

我为什么焦虑 II

某种特定感受不一定是重大创伤所致，也并不意味着你"发疯了"。事实上，如果把各种感觉、想法、感受和行为放到大脑和身体合作应对各种情形的背景下理解，你会发现它们往往都说得通。

如果你经常有"我莫名其妙就会感到心烦意乱"这种想法，心理治疗应该能帮到你。我相信你的想法背后肯定有一种理由，或者说很多种理由。但是，就像我们在第三章中讨论的那样，我们自己可能很难察觉到这些理由。你有某种特定感受不一定是重大创伤所致，也并不意味着你"发疯了"。事实上，如果把各种感觉、想法、感受和行为放到大脑和身体是如何合作应对各种情形的背景下理解，你会发现它们往往都说得通。

来访者案例："我不知道这件事为什么让我如此焦虑！"

　　我想展示一下当来访者说不知道为什么焦虑的时候，我使用的一种回应方法。

来访者：我不知道该怎么解释焦虑，我似乎经常莫名其妙地感到它。

治疗师：你最近一次有这样的感受是什么时候？

来访者：昨天早上，当时我正在参加一门培训课程。我们必须开车前往集合点，把车停在那里，然后再步行约3.2km进入树林，在没有厕所或其他设施的条件下在那里待一整天。

治疗师：当你出发时，有什么感受？

来访者：我感到担忧，坐立不安。但是，我想熬过去，因为我希望能完成这门课程。我尝试着积极乐观地思考问题，我问自己："别人都能做到，你为什么不行？"我努力把注意力集中在卫星导航系统上，但它只是不断提醒我晚了多久。

治疗师：接下来发生了什么？

来访者：我迟到了15分钟，感觉心慌意乱。前一天晚上我明明详细地计划了路线，真不明白为什么会迟到那么久！我的心怦怦直跳。我看到其他组员已经纷纷上了自己的车。其中一人提醒我去坐组长的车。我拿上包准备过去，就在这个时候我意识到自己想上厕所，如果不抓住这个机会就一整天都无法去厕所了。我飞速穿过加油站的商店，想尽快解决个人问题。但等我完事出来的时候，组长站在我面前，样子看起来非常恼怒。

　　"快一点，你在阻碍交通！"他说话声音很大，说完就往车那边走过去。他的每个字眼都像是对我的攻击。

治疗师：他那么说的时候你注意到了什么？

来访者：我心想："哦，不会吧！"瞬间涌起一种恐慌的情绪。我朝他走的那个方向望去，看到在交通环岛背后的那条路上排着长长的一列车。我感觉糟透了，开始打退堂鼓，心想："我做不到！"他已经走到他的车跟前，与我有段距离，我只好半喊半叫地对他说："别管我了，你们直接走吧。"他看了我一眼，我挥手示意他离开。然后，我以最快的速度走回我自己的车边，边走边哭，满脸发烫。现在回想起这一幕来我都感觉心跳加速。

治疗师：你回到车里的时候有什么感觉？

来访者：非常焦虑。我把头掩埋在双手里，不停地哭。一想到自己为今天付出了那么多精力，最后却没成行，我就觉得自己特别失败。其实那之前的几周我已经开始忧虑了，但我不断告诉自己没必要为上厕所这样的小事担心。因此，当这个想法冒出来的时候，我很快把它抛到脑后。即使现在回想起来，我都觉得眼泪马上就要掉下来了。我当时对自己太失望了，满脑子都是这种想法："为什么我没法和他人好好沟通？""我真没用""我不行""为什么对别人来说那么简单的事我却总是苦苦挣扎？""为什么他就那样走开了，丢下我不管?"同样是这门课程,前一天有另外两位组员迟到了一个小时,也耽误了大家的时间,但组长却没有冲着她们吼,而是对她们非常尊重。于是我想:"每次别人有困难的时候我都会去帮助,而我有困难的时候却从来没人在意过。"想到这点我现在都很沮丧。我觉得特别尴尬。我变得不能依靠自己,总需要别人帮助,不再像过去那么独立了。我不明白为什么这件事让我如此焦虑。

治疗师: 不要在此时此刻对你将来能做什么或不能做什么做出评判。你感到焦虑是有理由的。我们来看看你说了什么,因为你提到的好几件事在我看来都是很好的理由。以下是我所听到的。

你在到达集合点之前已经颇为忧虑,这意味着你的大脑和身体已经做好了准备,处于警戒的状态。你注意到也可能没注意到身体的某些感觉或一种预期的感受状态,比如身体或头脑发热,胸部有紧迫感,心脏怦怦直跳,等等。这些都说明你的身体和大脑已经为进一步的行动做好了准备。在刻度盘的唤醒水平上,你可能已经处于中点,甚至比中点更高数值的位置了。在这样的状态下,你很容易被激怒,感到担忧,或产生逃避的想法。

你说在参加培训前的几周就已经想到了上厕所的

问题，但很快就认为这种想法愚蠢、不重要，然后把它抛到脑后。因此，你其实从来都没有认真考虑过你自己的担忧。结果，你没有把你的感受告诉导师，自然也就没法从他那里得到关于如何处理此事，或是为迟到早退的特殊情形留出余地的指点。

尽管感到焦虑，你依旧全力以赴，试图按时赶到集合点。这是坚持不懈，而不是失败。说真的，你完全可以退出，但你没有。

不幸的是，接下来发生的事进一步增加了你的焦虑唤醒水平，或者说紧张程度。因为组长不清楚你的挣扎，他自然不知道需要给你的迟到留出余地。他人匆匆地告知你离开自己的车（你的安全区／逃生出路），去坐组长的车。在这个问题上你没有选择，因为你迟到了，所以别人替你做了决定。然后，你发觉自己需要上厕所，这就触发了你对一整天在树林里没法上厕所所产生的焦虑。这是你最后的机会，所以你赶紧去上厕所。但是，大家只是看到你突然跑开了，谁也不知道你在干什么，不知道这件事对你有多重要。当你在加油站的厕所里方便的时候，你并没有意识到很多车已经堵在了交通环岛背后的那条路上，而且大家都在等你。你从厕所出来的那一刻，组长已经很生气了，所以他叫你加快速度，说你阻碍了交通。你没想到会面对他的愤怒和指责,你觉得自己受到了攻击。于是,你的身体随即进入"逃跑"模式,你开始退缩,叫他直接走,别管你了。他没有对此产生怀疑。

你逃回自己的车里寻求安全感,很快便情绪失控,想到自己为了这次的培训课程付出了那么多的精力,做了那么充分的准备,最后却没有成行,实在是太失败了。你大脑的联想网络开始超速运转,不停地涌现出"我不行,我是失败者"这样的想法。大脑的联想网络随后调出你认为自己是失败者的记忆或记忆残留的那些时刻。我们的记忆网络天生就是这样被设计的:如果我们处于某种情绪唤醒的状态,或者处于某个位置,我们便更有可能回想起自己之前处于同样的情绪状态或环境时发生过的事。我们将其称之为"情境依赖",即你在某种状态里学到的东西在相同的状态里会更容易被回忆起来。因此,你在那一刻就回忆起更多之前有过的失败经历,而这些记忆进一步证实了你为自己做出的"没用的失败者"的判断。这必然使你感觉更糟。

除了给自己贴上标签,你还把组长的行为理解为他不在乎你去不去树林。你联想到前一天他对另外几位组员的反应,他似乎更能理解那些人,对她们要耐心多了。这导致你进一步认为没人在乎你的挣扎,而这又触发了你以前独自挣扎、无人可以依赖时的记忆残留。因此，整个事件的经历让你觉得更加沮丧，因为你在那一刻已经积攒了很多强烈的情绪，而在此基础之上，你的两个核心消极信念——"我没用"和"我独自一人，没人在乎我"——又同时被激活。

听我说了这么多，你有什么想法？是不是觉得你当时那么焦虑是可以理解的？

来访者： 是的，我明白你的意思。整件事对我而言是一种挣扎，但我自认为已经尽力了。可惜我没有做到自己想做的，而且我担心以后再也做不到了。

治疗师： 确实，对你来说这是个困难的境况，你的自动反应是以后再也不想重复这样的经历。但是，你也要看看你成功挑战了多少不可能的事情。走到你退出前的那一步已经是很了不起的挑战。考虑到你处在那么不舒服的状态，你不仅大胆尝试了课程内容，而且进行到了比较深入的一步，这实属不易。你可以决定以后再也不进行尝试，但这并不是你唯一的选择。如果你不断尝试给自己进行适当地"施压"，但不要大幅度超出你的忍受范围，并采取一种"也许我能做到"的新态度，你会发现你把自己逐渐培养成了对未来这种情景无所畏惧的人。你将树立起"我可以"的观念，而不是进一步强调"我不行"的偏见。

　　不过，如果你准备这么做，有一点很重要：请选择对你来说充满意义的挑战，尝试那些有益于实现你的价值观的事，而不是那些你觉得你"应该"做的事。

　　这次的困难经历肯定让你觉得自己已经离开了舒适区，但这并不一定意味着今后你无法处理类似的事情。它也不代表当你感到沮丧的时候，没有人向你伸出援手。如果再遇到这样的情况，你可以向某个与你关系亲近的人寻求帮助，或者事先和你的导师聊一聊，让他知道这种情况对你来说是个不小的挑战，让他知道如果他能为你提供一些帮助或额外的时间，你对此将十分感激。你甚至可以告诉他你希望得到哪些具体帮助。你提到了在参加培训课程的前几周你没有把自己的忧虑当回事，刻意淡化它的重要性，因此你没有寻求帮助，导师也不清楚你内心的挣扎。如果你和他提前进行了沟通，他很可能会做出一些有针对性的考虑，这样你就不会觉得独自一人面对挣扎，不会觉得孤立无援了。

你的大脑默认的故事是什么

　　当我们的深层情绪被触发时，我们的大脑往往会编造出一个故事来填补不确定的信息。比如，"都怪他没有好好和我交流，他不应该那样对我"。看看你告诉自己的这个故事。它也许只是你的大脑试图理解你为什么觉得受到威胁和被触发而采用的方法。它也许只是你能看到的画面的一部分，不代表全部的真相。停下来，深呼吸，对你的想法保持好奇心。留意你的身体，看它有什么反应。如果你的情绪确实被触发了，花一点时间让身体平静下来，并提醒自己现在很安全——当然，前提是你确实能这么做，你也确实很安全。

上面的例子说明，尽管在面对为什么焦虑这个问题时，我们可能只见树木、不见森林，但事实上我们的焦虑情绪往往有充分的理由，我们只需要找到方法来分析并理解它们。

运用"表述圆圈"来拆分我们的故事

我在诊所里使用的方法之一叫"表述"。我根据上面的那个例子设计了一个图 4 的表述圆圈，用来展示我们如何拆分整个事件的不同组成部分。你不需要理解圆圈中的所有内容，可以从你懂的那部分开始，一步一步往下走。

通过把一件事拆分成这些不同的组成部分，你可以看到实际发生的事和你不自觉地得出的结论或诠释之间的联系。这能够帮助你在治疗过程中有的放矢，以改变你未来的际遇。

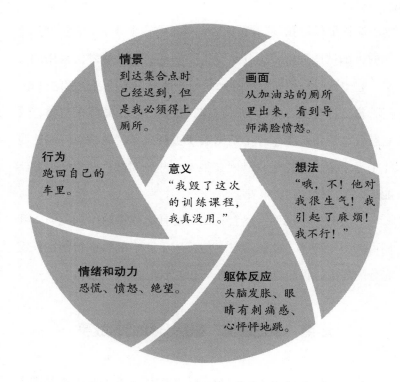

图4　来访者表述举例一

　　如果你愿意，现在就可以根据图5的空白表述模板试试这种方法。回想最近一次让你觉得困扰或焦虑的事。什么事情都行，它并不一定要是天大的事情。

　　在圆圈里1（情景）的位置，写下你当时在哪里，发生了什么事。然后，再增加任何有助于理清事件来龙去脉的内容。当你回忆这个事件或经历的时候，注意你是否看到了相应的画面。在2（画面）的位置，写下一个能够总结这个画面的词或短语。

留意此刻你身体的反应。即使不易察觉也不要紧，关键是你有没有发现什么反应。也许是肠道紧绷，或脸部发烫，或头部有轻微的疼痛。把画面带回你的意识中，看看身体里有没有

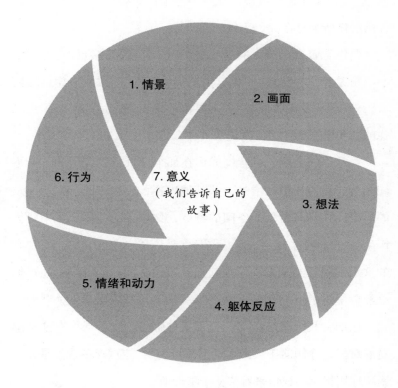

图 5 空白表述模板

什么转移或变化。把你留意到的内容——无论是否合乎情理——通通记录在 4（躯体反应）下面。你会用什么标签来描述你对整个事件的感受？把你的感受写在 5（情绪和动力）下面。

在你注意到自己的感受和整个事件里让你觉得困扰的部分时，你的脑袋里会冒出什么想法？让你感到焦虑的最主要的点是什么？把这些记录在3（想法）下面。你当时做了什么？比如，"我回家了""我什么也没说，却在不停地回想整件事"，等等。把你的所作所为写在6（行为）下面。

当你看着自己写下的这些文字时，你觉得你告诉自己的核心故事是什么？比如，"我总是把事情搞砸""我没法相信任何人"，或者"我无力应对"。不要担心找不到合适的文字，总之你的脑子里想到什么，就记录下什么。

看看你的圆圈，留意构成你在那个情景里的经历的各个不同元素。我们还可以增加一些其他内容，比如你的行为所导致的后果，你当时所处的空间的特点，你过去的生活经历中对你产生关键影响的人，等等。我们总要从某个地方开始，而现有的这个圆圈已经是个不错的起点。当你看圆圈的时候，注意你已经拆解过的所有不同元素，以及各个元素彼此产生关联的方式。比如，某个想法让你产生了某种感受。或者当你有某种感受的时候，你倾向于"做"某事（行为）。注意观察情景是如何影响你用特定的视角来看待整个事件的。

每当你感到焦虑或被某事所困扰时，你都可以试着去完成这个圆圈练习。假以时日，你可以积累一定数量的集合，并从中寻找模式。圆圈里是不是有一些经常出现的意义或故事？某些情绪是不是总让你的身体产生特定的感觉？当你觉得焦虑时，出于习惯你会做什么事？

比如，你可能会发现，某些情景总是会让你担心自己不够好，或者当某些感受涌上心头、你觉得受到批评的时候，你总是不停回忆已经发生过的事，很难摆脱那种不愉快的感觉。治疗师可以帮你更进一步去看清生活中哪些重要的人物或事件影响了你看待自己、他人和世界的核心信念，并会逐渐转换和改变你的故事及诠释方式。

有时，曾经对我们有帮助的东西现在可能会成为我们的阻碍。举个例子，一个人变得沉默寡言，什么都放在心里不说出来，是因为她小时候被教导要让他人看到自己做了什么，而不是听到自己说了什么。她接收到的信息是：我的意见不重要。她发现如果自己发表意见，就会受到惩罚，所以她总是压抑真实的反应，从来不懂得用坚定和自信的方式与他人交流。每当她在人群聚集的环境中被提问的时候，她的肠道或胸部都会有被刺痛和颤动的感觉。她把这种感觉看成是自己一旦发表意见就会有坏事发生的迹象，于是她保持沉默，试图用其他方法来控制自己被激活的情绪所带来的身体感受。又或者，她根本就没留意到身体的感觉，而是满脑子都在想"我不能发言，其他人不想听我的意见"或其他更糟的想法。

保持沉默在小时候对她是有帮助的，让她躲过了惩罚。可是，这种应对方法在她长大后变得无益，因为她失去了建立边界的能力，不懂得如何坚定和自信地发表意见，争取自己想要

103

的东西。保持沉默也使她在团体环境中无法做出贡献，因而无法产生自己的想法被他人接受的感觉。

我们再来看图 6 表述圆圈的例子。

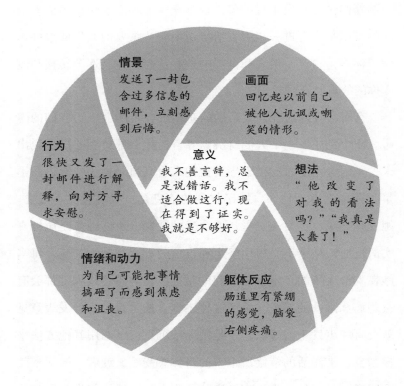

情景
发送了一封包含过多信息的邮件，立刻感到后悔。

画面
回忆起以前自己被他人讥讽或嘲笑的情形。

行为
很快又发了一封邮件进行解释，向对方寻求安慰。

意义
我不善言辞，总是说错话。我不适合做这行，现在得到了证实。我就是不够好。

想法
"他改变了对我的看法吗?""我真是太蠢了!"

情绪和动力
为自己可能把事情搞砸了而感到焦虑和沮丧。

躯体反应
肠道里有紧绷的感觉，脑袋右侧疼痛。

图 6　来访者表述举例二

在这个例子中，我记下了某次担心自己说错话的情形（1. 情景），以及因为对方可能做出什么样的反应而产生的焦虑情绪（5. 情绪和动力）。对方没有动静，我在等待的过程中愈发焦虑，留意到自己的紧张性头痛（4. 躯体反应）。我确信自己搞砸了整件事（3. 想法）。我不断回想，在脑子里一遍遍地检查自己说过的话，试图分析接下来该怎么办。我发了一封后续邮件，试图收回之前的话，并希望对方告诉我一切都好，不用担心（6. 行为）。

我的大脑为这起事件构建的故事基于我之前的经历，可以说是冒充者综合征（impostor syndrome）的变种。所谓冒充者综合征，就是害怕别人发现自己无法胜任某项工作，并没有那么优秀的恐惧情绪。我们通过过往经历的镜头来看待现在的一切。如果我们心里存在隐藏的恐惧——害怕自己不够完美，或者害怕被他人评判——那么我们的大脑就会主动去寻找能够印证这些想法的信息。

我们的大脑是一台预测机，基于已经得到的证据来做出各种预测。这就经常会导致我们迅速做出对或错、好或坏、失败或成功的判断。在一定程度上，这是节省时间的有效策略，但它并不能保证准确性。就像我们的威胁预警系统一样，它能够为迅速评估威胁做好准备，如有时它会察觉到并不存在的一只蜘蛛或一条蛇。这很正常，但如果我们不停下来重新评估，对我们自身得出的结论进行加工处理，那我们就会被困在这些让我们受限制的判断里。只有当我们及时加工处理并重新评估我们的故事时，我们才能释放这些故事中包含的负面情绪。在下一章里，我会阐释做到这一点的方法。

我们几乎所有的想法、感觉和行为都会导致大脑内部的活动。当我们改善行为的时候，我们其实就是在制造变化。这个不断适应和改变的过程叫**神经功能重塑**（neuroplasticity）——一种关于大脑中的某些过程如何被修改并产生新连接的科学研究。

说到我们的所感（情绪）、所思（想法）和所为（行为），迈向改变的第一步是留意到底发生了什么。是什么让你的内心在挣扎？心理治疗可以帮助你分析并找到这个根源。也许某种情形总会触发你特定的感受？也许你无法摆脱某些不愉快的想法？也许你有个怎么也改不了的习惯？下次再出现这样的情况，不妨及时做记录。如果你愿意，可以使用本章里介绍过的表述圆圈。留意和贴标签的做法具有非常强大的效果，因为它完善并拓宽了我们的意识范围，这是做出改变的初始步骤之一。

我们无法改变大脑不停做预测这个事实，但我们可以试着改变它习惯性这样预测事物的原因，并决定我们如何诠释它的预测所带来的影响。

你想要重新评估什么

心理治疗可以帮助我们留意并重新评估对我们不再有益的模式。我们自己跨出这一步可能相当困难，而且需要花费较长的时间，因为我们是非常复杂的机器。我们的大脑不断将一件事和另一件事联系起来，创造意义并进行预测。当我们试图冥想或做正念练习时，我们就能觉察到这种忙碌的状态。我们有那么多的想法在脑海中涌现，以至于我们经常不知道从哪里开始梳理。

情绪不仅仅是一个想法，或者一个像"愤怒"这样的词汇。它是一个画面、一些想法的集中迸发，有时也可能是一种气味或一种声音，还有来自你大脑和身体的一组生理反应。它是"做"某事的动力，一种冲动，一种欲望。它可以被内部或外部的事物——一段记忆、一种声音、一个想法或我们自己的躯体感受——触发。我们应该先留意什么？

科学研究已经逐渐向我们展示，我们的大脑和身体之间存在一种持续的相互作用，两者对我们的情绪共同产生影响。如果我们开始留意自己的躯体感受，我们就有机会与情绪进入一种同频状态。

记得在每天的各个时间段与你的身体进行沟通。如果工作中或家里发生了什么事——比如，你收到一条让你恼怒或让你感觉被批评的短信——留意你身体的哪个部位出现了反应。你的肠道扭曲或收紧了吗？你有没有头疼？仔细观察，并把你的发现带入你的意识知觉。你的大脑会预测接下来要做些什么。留意大脑所预测的内容，然后把你的注意力转移回你的身体，看看有什么情况。接着再把注意力转移到你所处的环境。什么东西传递给你信息，让你感觉此刻是安全且受到支持的？对这些东西保持专注。至于潜在的威胁，你可以按你的节奏来应对，至少这一刻还没有出现紧迫的危险。现在,再把注意力转移回你的身体,听它说接下来想干什么。释放掉所有紧张情绪,简短散个步。现在你知道自己是安全的,你的大脑自然就会预测接下来要做什么。

　　如果你觉得自己遭到批评或拒绝,或者你在社交媒体上和他人产生了分歧,布勒内·布朗(Brené Brown)在她2018年的著作《无所畏惧》(*Dare to Lead*)一书中给出的建议也许对你会有帮助。她给的建议是:切记你有来自你的核心团队的支持,这些人的意见对你来说才是最重要的。这个核心团队以外的人,和你有分歧也好,批评你也罢,都无所谓。只需留意那些重要的人带给你的感受。你身体的哪个部位对此做出了反应?仔细观察,并加强意识知觉。把注意力集中在你的感受上其实就是在增强你与它的联结度。

第五章

压抑情绪还是释放情绪

　　谈论或描述你的经历会让你关注自己的感受。这些感受会悄然而至，随后也会渐渐消失。有些可能相对强烈一些，但这都是正常现象。让人费解的是，我们一直以来接受的观念反而是：关注并表达我们的感觉和感受状态是一种错误的、软弱的或疯狂的举动。

想象一下这个画面：在海滩上，一条狗朝着向它这边打过来的浪头叫喊。这条狗绕着潮湿的沙子又跳又转，仿佛被海浪发出的哗哗和嘘嘘声逼疯了一般。它向浪头飞奔过去，接着又退回到安全的地方，然后使出浑身的力气继续叫喊，似乎在警告海浪不许过来。然而，浪头根本没有停止，而随着这只狗越来越努力地和海浪斗争，它内心的愤怒也变得越来越强烈。

　　如果它能更靠后一些，安静地观察海浪，它会发现浪头虽然朝这边打过来，但过一会儿也就会变小、消退了。如果它允许海水把自己的身体打湿，最终肯定也能够适应。可能它一开始为了习惯海水打湿在毛上的感觉，需要往后退得远一些，但这种妥协和赶走海浪所进行的挣扎比起来，可谓微不足道。

　　我的一位来访者给我举了这个生动的例子，它确实精准地反映了我们在与情绪做斗争时努力想把它们驱赶的情境。如果我们停止挣扎，不再试图逃避情绪，我们反而会好受得多。拉斯·哈里斯（Russ Harris）是一名医生和心理治疗师，在接纳与承诺疗法（Acceptance and Commitment Therapy，ACT）运动中成为广受欢迎的演讲者。他把这种行为称为关闭"挣扎开关"（Struggle Switch）。

我经常听新的来访者对我说，他们很担心一旦开始谈论自己的感受，情绪就会变得更糟。正是这种信念让很多人都宁愿保持沉默。当我们沉默的时候，我们不可能对我们的经历进行加工。如果我们不加工我们对经历的感受，我们就不可能真正充分地了解我们的情绪。你无法在不了解每名队员分别有哪些技能的情况下管理一支运动队伍。如果你直接就上手，你将无法控制比赛的走势，局面必然会变得难以预料、充满变数。与我们的情绪打交道也是这个道理。如果一味压抑情绪、把它们驱逐出去，我们将永远无法充分了解它们的运作过程，也就无法更好地管理它们。正是因为我们不够了解自己的情绪，我们才觉得它们难以预料，而一旦它们被触发，我们就会有种失控的感觉。我们不想失控，所以就把它们驱逐出去。这种逃避行为让我们对情绪一直心存恐惧，这样就形成了一种恶性循环。

压抑情绪

作为人类，我们天生拥有压抑或表达的能力。有时我们故意压抑，有时我们则在不经意间压抑。压抑的一个典型例子是你没有意识到某件事已经困恼到你，直到后来你谈论这件事时，表达出类似"没想到它让我这么困扰"这样的话，才发现自己原来感觉很苦恼。这很正常，但我们有没有使压抑倾向得到平衡，抽出时间来处理自己的情绪呢？在日常生活中，我认为我们并没有做到，因为我们总是不希望自己太过苦恼。但是，这种对情绪的压抑需要付出较大的代价。它可能愈发会让我们觉得自己对情绪缺乏控制，同时也会影响我们的身体健康。

格罗斯（Gross）和利文森（Levenson）于 1997 年在《变态心理学杂志》（*Journal of Abnormal Psychology*）上发表了一项调查研究。他们发现，当参与人员被要求压抑一种积极情绪（欢乐）或消极情绪（悲伤）时，压抑情绪的行为导致了交感神经系统（sympathetic nervous system，SNS）的激活增加。交感神经系统是我们的神经系统中负责启动"战斗或逃跑"的反应，并让我们为行动做好准备的那个部分。除了释放应激激素，它还会提升我们的心率、血压和呼吸速率，使我们能够应对手头的任务。如果我们的身体机能长时间保持活跃，我们就会进入一种慢性压力状态。因此，无论压抑积极的还是消极的情绪，它给身体带来的反应都和我们在应对压力性事件时相似。

谈论或描述你的经历会让你关注自己的感受。这些感受会悄然而至，随后也会渐渐消失。有些可能相对强烈一些，但这都是正常现象。让人费解的是，我们一直以来接受的观念反而是：关注并表达我们的感觉和感受状态是一种错误的、软弱的或疯狂的举动。然而,科学研究早已证明把压抑作为管理情绪健康的策略并无益处。彼得·莱文在他的著作《心理创伤疗愈之道:倾听你身体的信号》中描述的一项科学研究发现,情绪压抑与男性逐渐偏高的心脏病比率相关。此外,詹姆斯·彭尼贝克(James Pennebaker)就表达性写作和情绪表露做了深入研究。他发现糟糕的免疫系统功能和情绪压抑之间也存在着关联。

所有这些都告诉我们,如果我们停止逃避自己的情绪,我们可能会感觉好受一些。但我们该如何真正做到这一点呢?

压抑情绪的替代方式:拓宽我们对情绪的意识知觉

正念练习向我们展示了一点:我们有能力拓宽大脑所觉察到的事物范围。我们可以有意识地决定将注意力集中在哪里。我们可以把自己拉回到"现在",不去理会那些关于过去或未来的想法。与此同时,我们还可以"拓宽"自己的意识知觉。丹尼尔·西格尔在他的著作《"我们"的神经生物学》中用了"意识车轮"这个比喻。"意识车轮"是个轴辐式模型,我们的意识知觉位于中心,它指向车轮上不同的辐条。辐条被划分成各个区域:五官感觉(触、视、听、味、嗅)、内感受和身体内部、心理活动(想法、画面、记忆)以及我们对自己与他人相互关联性的感觉。西格尔讲到了我们该如何学习拓宽自己当前的意

识边界，以及如何通过正念练习来改变我们大脑中的信息流和
连接线路。

拓宽意识知觉的练习对了解情绪非常重要。西格尔模型里
的"辐条"之一是"内感受"。内感受就是我们自己身体内部的
具体感觉。比如，当你爬楼梯时呼吸急促的感觉；或者当你坐
过山车时胃里翻腾的感觉；又或者当你和一个对你来说特别的
人聊天时产生心慌的感觉。这些和很多其他感觉都属于"内感
受"的范畴。我相信对内感受的意识知觉在我们的感受状态中
发挥着重要作用。因此，我们可以从哪里入手呢？

用心留意

这是第一步。听起来可能有些不可信，但它确实是我们掌
控自己情绪的首要步骤。我们的大脑中有一部分负责留意并察
觉自己的经历。你可以增强或拓展这个部分，而一些科学家表
示进行长期的正念练习有助于达成这一目标。

好奇心

接下来的第二步是对观察到的自己身体内的感觉保持好奇
心。也许当你焦急不安，或肾上腺素飙升的时候，你总是会立
刻做些什么事来让自己转移注意力。无论你观察到了什么，能

否静下心来看看这种感觉走向哪里，任其自然来去？没错，如果你愿意，你可以做些事来让自己转移注意力，但这并不是你唯一的选择。你能不能让自己像个科学家一样，对自己的发现保持好奇心？你能不能试着拥抱未知，而不把它驱散出去？你身体里的感觉不会伤害你，所以你没必要感到害怕。如果你顺其自然，它们就像海滩上的浪头，来过之后自然也会消失。

当你感到愤怒或焦虑的时候，你的脑海中可能会涌现出大量的想法和画面，它们都等着占据你的注意力。你的大脑会想办法弄明白发生了什么，接下来要怎么做。这都是正常现象。留意你身体的感受。你不需要立刻回应那些想法，只需让它们停留在你脑中。它们来过之后自然就会消失的。

不带评判地观察

现在尝试一下。观察你自己的身体。你目前保持着什么姿势？你的脊椎处于什么位置？它是弯曲的，还是已经扭到了一边？想象脊椎变得挺直的画面，让它转移到它想去的方向。接着观察你的肚子，你有没有把它缩进去？顺其自然，让它松垮下来。如果你发现身体的其他部位有扭曲或紧张的感觉，调整一下你自己的姿势。深吸一口气，然后像叹气那样把气吐出来。现在，检查一下全身，看看你有哪些感觉。有没有针刺般的不适，或是哪里觉得痛？记得观察它们，看看在你观察的过程中发生了什么变化。切记保持好奇心，不做评判。

吸一口气，然后缓缓呼出，尽量让呼出的时间能够从一默数到六。重复一遍这个过程，然后再重复一遍。接着吸一口气，再像叹气那样把它吐出来。

调整我们的情绪知觉：聚焦于情绪的内感受性知觉

我们刚刚观察了身体里的各种反应，努力做到只观察、不评判。现在我想提醒你，下次再留意到某种情绪出现的时候，记得观察你身体的反应。我把这个方法称为**聚焦于情绪的内感受性知觉**（emotion-focused interoceptive awareness），它涉及对身体内部感受的观察，而这种感受正是你情绪状态的一部分。无论你感到愤怒、沮丧、担忧、疲劳、伤心还是厌恶的时候，都试着把注意力集中在你身体从内到外的所有反应上。我知道这很难做到，因为我也曾经训练过自己，但是收效甚微。我要不就是什么也没留意到，要不就是被情绪所淹没，忘了接下来要做什么。虽然要花很长时间才能建立起一种新的模式，但我们确实是能够做到的。只要我们进行足够充分的练习，我们的大脑就能创造出一种全新的神经连接。它被称为**神经功能重塑**。

如果我们能克服对感到焦虑的恐惧，整个过程就会变得容易得多。这是第一步。你有没有过觉得自己快哭了时拼命忍住眼泪的经历?你有没有过已经哭了,但是不停说"抱歉",或者试图隐藏自己的眼泪的经历?我们为什么要为身体的正常反应而感到内疚?如果我们不驱赶自己真实的感受,我们害怕会发生什么?坦诚地说,我们到底在担心什么?感觉就像是我们觉得必须在足够安全的情况下才能让自己表现出焦虑,而自己一旦流露出焦虑的情绪就已经不安全了。我们曾经的关系和依恋模式教会了我们在焦虑时该怎么办。如果我们在最亲近的人身边都从未感觉到安全,那么我们自然就会时刻警惕可能发生的一切。我们也许一直觉得在公共场合哭泣是不体面的。心理治疗在这方面会给你很大的帮助,它能够提供一段受保护的治疗关系,让来访者感到足够安全,让自己的身体能表达真实的感觉。换句话说,它允许你的神经系统从瞭望塔上撤退下来,暂时放下手中的武器。然后,让它体会那种难得的**释放感**。

我们也可以进行自我教育,辨别出我们什么时候能感到足够安全,允许身体表达焦虑的情绪。你脑子里闪现的想法会向你传达很多东西,但如果你愿意聆听,你的身体会向你传达更多信息。观察你在哪些特定的情景里,和哪些特定的人在一起时感到平静、温暖及满足。这种不仅感到安全,而且觉得和另一个人以稳定的方式相联结的状态,对我们的健康至关重要。留意给你带来这种感觉的人和情景,同时留意让你觉得不安全,让你胃里翻腾、内心震颤的情景。在你的日常生活中,观察你身体的各种反应,特别注意留意你在和某些人打电话或网络视频时身体发生的细微变化。留意当有人敲门或有电话打断你的思路时，你的身体被激活的状态。那表示你的神经系统在为下一步的行动做准备。留意之后它再次恢复平静的状态。如果无法恢复平静，那么你的神经系统依旧认为你需要被激活。不要担忧，也不要沮丧，带着好奇心观察就好。如果你认为这一刻没有什么事情需要注意，那就如实告诉自己，慢慢地呼吸，让你的神经系统自行休息。

聚焦于情绪的内感受性知觉这一概念是正念身体知觉、聚焦取向疗法（Focusing-Oriented Therapy，FOT）、多层迷走神经理论和身体心理学的融合。它主要基于现代神经系统科学领域的发现，尤其是来自莎拉·加芬克尔（Sarah Garfinkel）教授、丽莎·费尔德曼·巴雷特教授和职业理疗师凯莉·马勒（Kelly Mahler）的贡献。它的核心理念是精准定位我们的身体反应，尤其是基于我们的情绪感受及神经系统被激活程度的相关反应。我认为增强我们的内感受性知觉是处理和控制我们情绪状态的重要组成部分。

我们来看一个例子。想象你一整天马不停蹄的情形，忙完一件事后接着要忙下一件事，根本没有喘息的机会。你因此感到烦躁、不开心，但你没有时间去分析原因。然后你回到家里，想坐下来休息片刻，但你的脑子还在飞速运转，各种想法和担忧的情绪不停地闪过脑海。这时，一位朋友突然给你打来电话，想就一个难题征求你的建议。接着，你的孩子把晚饭洒到了地上。这些事情累积起来的压力超出了你的容忍限度，于是你不禁情绪失控，大喊起来。这当然不是你的错。不妨看一下，在这一天中你的身体都经历了什么。回忆一下我们之前提到的刻度盘，每次你匆忙地从一件事跳到下一件事，就等于在刻度盘上又增加了一个等级。随着充满压力的或消极的想法越来越多，你身体被激活的反应也就越来越大。你不但没有停下来观察或淡化这种反应，而且毫不在意地一直往前冲，直到你的身体反应达到爆表。很显然，你并没有**意识**到发生了什么。然后，最后一根稻草终于压垮了骆驼，你的情绪彻底失控。正是因为你没有那个意识，你无法看到自己的情绪正在一点点转向愤怒，等自己发火的那一刻才发现已经晚了。你对整个情境的想法和感受还与你身体被激活的反应相互发生作用。比如"这不该发生""她不应该需要……""为什么所有事情总是出错？"，等等。

你可以通过修正那些想法来改变你的愤怒情绪，如果你同时对自己身体产生的各种反应有所认识，你就会更全面地了解你的**感受状态**。

假设你想尝试一下聚焦于情绪的内感受性知觉这种技术。它将会如何改变事情的进程呢？没错，你每一天还是会很忙碌，该做的事情一件都不能落下。但你可以想象这种技术化作你头脑里的声音，在一天的各个时间段提醒你及时暂停。不需要很久，每次只需暂停30～60秒就够了。也许在你刷牙的时候，或是坐车的时候，或是走出厕所前的一刻，又或是下班回家前的一刻。观察你的身体，留意你在那一时刻发现的所有感觉。脑袋的疼痛、胃部的翻滚、脚趾的紧绷，或其他什么。开始只是观察，然后把那种紧张、压力、易怒、疼痛或坐立不安的感觉带到你的意识层面。无论哪种感觉进入了意识层面，都切记不加评判地观察你的身体被激活时的反应。给它贴上标签，勇敢承认你的感受。然后，慢慢做几次深呼吸。就是这么简单：暂停、观察、贴标签、呼吸。无论你在其中发现了什么，我都希望你明白：你真的不需要把它驱赶出去。

尽管你看起来好像没做多少努力，但其实你已经做了很多。停下来观察自己的身体，留意它的各种反应。这个"观察"的步骤拓宽了你的注意力范围。你参与了身体和大脑之间关于你是该暂停还是该保持前进的对话。你因此而得到机会去调整你的姿势、呼吸，并给你的身体反应贴上标签。贴标签可以帮助我们控制情绪。尝试着用文字去描述你此刻观察到的身体反应，尽量不做任何评判。这一点的确很难，但你练习得越多，它就会变得越容易。

下次你再感觉有压力、易怒、担忧或伤心的时候，记得留意你的身体反应。无论你发现了什么变化，都把它看作是某种"信息"，不要为它感到焦虑，或试图去逃避。

释放和处理情绪的 5 种策略

我们每个人多少都会压抑自己的感受，这在某些情况下是被社会所认可的行为。然而，我们同样需要学会在某些时候应对压抑的问题，处理被埋葬或抑制的情绪。我们可以使用很多种方法，比如与心理治疗师谈话、进行表达性写作、做手工、从事体育活动，或者和朋友聊天。我相信，为了给自己的情绪排毒，或者给自己重新充电，我们需要找到方法来定期、高效地释放和处理情绪，认识到这一点很重要。这不是什么新鲜的概念，而如今的"你需要找人聊聊"运动旨在直接挑战"把情绪憋在心里"这种无益的行为方式。该行为方式在许多文化中都被视为社会规范，占据着主导地位。在我们停下来仔细观察身体反应，更清楚地了解我们的感受之后，我们才有可能找到最适合自己的方法。

谈话疗法

与心理治疗师谈话是你能够采取的一种方法，因为和专业人士共同处理你的情绪可以带来很多积极的效果。一段安全的、具有认同感的、和谐的治疗关系可以帮助你逐渐学会如何忍受那些难以应对的情绪。治疗过程中的治疗关系是关键因素，科学研究发现良好的治疗关系正是治疗服务具有价值的体现。被他人接受、认可和倾听，本身就自带疗愈效果。

表达性写作

除了谈话以外，你还可以使用其他方法。把你的感受用文字形式记录下来也能起到治疗效果。注意，光是口头表达是不够的，要写下来才行。我的长期应对策略之一就是表达性写作。我把詹姆斯·彭尼贝克的表达性写作技巧与朱莉娅·卡梅伦（Julia Cameron）建议的"晨间笔记"的技巧进行了融合。不过，我是在晚上睡觉前记笔记的。朱莉娅建议早上记录的效果更好，但我早上实在挤不出时间来。而且，晚上做记录可以代替睡前看手机的习惯，这显然对我更有益，因为睡前看手机只会进一步激活，而不是放松我的大脑。如果我不经意间看见令我不愉快的新闻报道或画面，情况就会更糟糕了。说到这里，顺便吐槽一句：为什么人们总喜欢晒他们发现的巨型蜘蛛的照片？

晚间记录能帮助我在睡觉前解决今天遇到的问题，这样它们就不会整晚在我脑海里进行回放，影响我正常休息。说实话，我刚开始这么做的时候，确实担心把问题写下来后会进一步触发我的情绪，让我无法安然入睡，但这种假设并没有发生。相反，我的思绪开始变得异常清晰。我的目标一般是写满三页 A4纸。动笔的那一刻，我通常是想到什么就写什么，哪怕是写下"我不知道写什么！"也没问题。如果真是这样，我可能会再接着写"等等等等"，然后不停重复这两句，直到我想出什么值得记录的东西为止。事实证明，总会有想写的东西冒出来的。通常写到一半的时候，我会注意到某些模式；要么是发现我以为某件事对我没什么影响，但其实我已经被困扰很久了；又或者发现我在记录一些我根本不知道彼此有关联的事情。

我觉得这个过程颇为引人入胜，因为写到一半的时候，似乎总有一股力量引导我突然"开窍"，帮助我写出一些更深层次的见解。大多数情况下，我需要先写很多表面性的东西，而在某些我感觉疲惫不堪的晚上，这真像是一项额外的家务。然而，我很高兴自己总是能够咬牙坚持下来，每天都做了记录。这些内容都是从我大脑中输出的东西，我通过它们来加工处理我的感受，发觉白天没有留意到的视角，进行恰当的释放和清理。

如果有一段时间我没做晚间记录，我确实会发现有什么不对劲。我觉得脑袋里有很多东西要处理，而自己却跟不上进度，盲目忙碌，缺乏专注力。你可以想象一下这种情境：你去参加一个时间过长的会议，已经感到疲惫不堪，你很想去一个安静昏暗的房间休息一会儿，把接收到的大量信息在脑海里过一遍。我说的差不多就是这种感觉。不会只有我一个人这样吧？

在白纸黑字地记录下来之前，我也并不总是能明白自己对某些事情的感受。这些年来，我曾经多次质疑过这种方法，因为我实在很难理解它如何才能达到效果。但我还是照做了，然后立刻就知道它确实管用，于是决心坚持做下去。它是使我保持情绪健康的一种重要措施。话虽如此，我还是无法做到每天晚上都坚持进行记录。不过，我的频率总体上还是比较高的，足以让我相信这种方法对我有帮助。

　　练习　今晚睡觉前不要看手机，拿出记事本，在上面写下你脑子里当时闪现出的想法。坚持写满至少一整页。你的目标是写满三页 A4 纸，但一开始可以降低难度，只需要写一页。在写的过程中留意你身体内的各种感觉，无论它们多么细微。如果你发现你的脑子一片空白，就不停地写"脑子里一片空白"，直到你有了思路为止。无论想到什么，都把它记录下来，并顺着这个想法继续写。连续五个晚上做这个练习，看看你的睡眠情况是否有所改善，你的身体感受如何。你可以参考我的做法，在那五个晚上写满三页纸后不再看手机，直接睡觉。

　　詹姆斯·彭尼贝克是**为了情绪健康进行表达性写作运动**的创始人。他认为我们可以有针对性地使用这种技巧，专门写那些困扰我们或让我们感到痛苦的事。他的研究发现，这种情感流露的方式不但对人们的情绪健康有益，而且对躯体健康和免疫系统也有益。詹姆斯的研究搭档约书亚·史密斯（Joshua Smyth）使用了改编版的"每晚写三页"的方法来解决他的失眠症状。每晚睡觉前，他用录音机口述的方法记录自己的想法和感受，以此达到清理思绪和身体的效果。

非正式的处理策略

你可能会在没有意识的情况下用自己的方式去处理情绪。我们通常会选择的方法包括和朋友聊天、看球赛、泡酒吧、看电影、唱歌、做手工、艺术创作、写日记（表达性写作的一种形式）等等。这些活动对我们的心理健康至关重要，因为它们能够抵消情绪压抑所带来的不良影响。可是，当生活变得愈加忙碌或充满压力的时候，我们经常会忽略这些活动，而优先去应付其他事宜。这样一来，我们就无法找到一个可以帮我们缓解压力的出口。在这种时候，我们特别需要一种健康的方法来管理内心的情绪和感受。

认知重新评估

另一种有益的策略是"认知重新评估"。这听起来有点像是个纯粹基于思想的练习，但它实际上是从正念意识以及留意我们的身体反应和我们的大脑"认为"发生了什么事开始的。下一步是重新评估我们的想法，提醒自己灾难并没有发生，我们也没有面临迫在眉睫的危险，可以放心让自己的唤醒系统平静下来。

我们通过一个例子来看一下压抑情绪和重新评估情绪之间的区别：

　　你在外面散步，看到一位朋友正在马路对面快速行走。他似乎是看了你一眼，但当你挥手向他示意的时候，他却移开视线，继续往前走，没有对你做出任何回应。你心想："他为什么不想和我说话？他肯定讨厌我。"于是，你感到难过、沮丧、尴尬。接下来你要么责怪自己，要么责怪对方，比如："反正我也不想和他说话，他真是个混蛋"，或者"和学校里的情况一样，我总是被他人无视"。这也许会让你的心情变得更糟，不过你可能会试图驱散这种情绪，努力转移注意力，要么贬低它的重要性，要么与它进行抗争。这意味着你可能变得更加懊恼，退回自己的角落，一遍遍地自我反思。

　　重新评估的过程包含两个步骤：首先留意自己的想法和感受（比如心里瞬间坠落的感觉和"他不理我没什么奇怪的，我在学校里也总是被无视"的想法），然后找其他的方法来解读你遇到的情况。你不必立刻得出最极端的结论（"他故意不理我"），不妨先考虑其他的可能性：也许他真的没有看到你；也许他在赶时间；也许他正在全神贯注地想事情；也许他感到尴尬；也许他今天诸事不顺，心情烦躁，不想被人认出来；等等。

　　当你考虑了所有可能的理由，并且考虑了自己的感受状态和没有迫在眉睫的危险要应对这个事实之后，你身体内的唤醒系统会平静下来，你也就有能力选择对自己最有利的情景解读了。

　　梅吉亚斯-罗夫莱斯（Megías-Robles）和他的同事在 2019

年进行的一项研究中发现，使用重新评估策略的人在情商方面的得分要普遍高于一味压抑情绪的人。

重新评估情绪的方法要取得效果，仅仅靠改变我们的想法是不够的。整个过程还必须包含我们所感受到的各种感觉。这是我们很多人都会忽视的部分，因此在心理治疗中要面对这些感受可能会有很高的难度。就 CBT 而言，如果把焦点仅仅放在改变想法上，那么来访者可能经常会说"没错，道理我都懂，但我就是做不到"之类的话。这是当我们通过分析自己的想法来改变自己的行为时，在逻辑和情绪之间所产生的不匹配现象。一个优秀的 CBT 治疗师应该随时观察想法、感受和行为之间的相互影响。"感受"在这里既包括来访者身体上的感觉，也包括他们可能体会到的诸如焦虑或愤怒之类的情绪。

心理治疗师如何处理情绪

作为一名心理治疗师，在和来访者的谈话过程中我必须把持住自己的情绪，不能随意表露出来。我必须为来访者建立一个没有被我个人的想法和感受所"污染"的空间。这并不意味着我必须像个机器人一样，没有任何情感。我需要做的是调控我的感受状态，并清醒地意识到我的状态可能对来访者产生的影响。来访者谈论的某件事也许会触发我的某些记忆，我会观察我的想法、躯体感觉及其运动，但我不会让它们影响来访者所讲的故事或我们之间的关系。我必须有能力管理这个"平行过程"（parallel process）[1]。我得拓宽自己在那一刻的意识知觉，并在整个谈话过程中保持对"平行过程"的总体把控。

每位心理治疗师，不管是新手还是老手，都得经过"临床督导"这一步。"临床督导"通常指已经完成督导培训的资深治疗师每个月给新手治疗师进行一次临床业务方面的指导。这是治疗师之间相互讨论实际案例的大好机会。如果你想成为一位获得认证的治疗师，确保来访者安全，确保在自己能力范围内帮助别人，临床督导是一项基本要求。举个例子，如果我们是获得英国行为与认知心理治疗协会（British Association of Behavioural Cognitive Psychotherapists，BABCP）认证的 CBT 治疗师，那我们必须找一位获得 BABCP 认证的 CBT 治疗师做我们的督导，这样才能确保我们没有在 CBT 的范围之外为来访者提供服务——换句话说，我们没有在不合资质的条件下为别人做心理治疗。[2]

临床督导的另一个重要特征是承认当我们帮助来访者的时候，我们的内心难免会经历那些"平行过程"。除了被来访者某

---

[1] 来访者和治疗师之间的移情、反移情，在很大程度上通过治疗师和督导之间的移情、反移情得以重现。两者就像是一个平行的过程，因此业内人士有此一说。——译者注

[2] 中国没有英国那么严苛的要求，但一般也都建议治疗师在自己受培训的专业范围内帮助来访者。举个例子，如果某位治疗师只接受了精神分析的深入培训，那么在帮助来访者时最好也主要使用精神分析疗法，而不是 CBT。——编者注

些能引起共鸣的问题触发,我们还会对来访者以及他们在治疗过程中遇到的困难产生各种想法和感受。我们需要对这些因素保持清醒的意识,从而预防它们无意间影响我们与来访者之间建立起来的治疗关系。

我回想起自己之前接待过的两位来访者,她们两位之间的治疗时间间隔了四年,两人都呈现出与我经历过的创伤颇为类似的创伤症状。从某种意义上来说,这使我比较容易识别"平行过程",因为她们一提到在她们身上发生了什么,我就知道我必须特别留意我的平行过程。我当时脑海里闪过了自己的记忆以及这个念头:"好吧,在今天的治疗过程中我需要谨慎观察自己的反应"。我记得,我的意识知觉似乎在那一刻得到了拓展,它足以吸收所有的信息。我注意到自己身体姿势的细微变化,以及脑袋倾斜的方式。我发现当来访者尽量不去看她脑海中的画面时,我自己的记忆不断涌现出来。我注意到我们当时身处的房间的寂静,以及我们如何受到保护,从而远离了记忆的混乱。我想让她知道,这一刻她和我共同置身于一个安全的环境中,没有任何糟糕的事情发生,她体内的威胁警告系统可以得到放松。我觉得自己像一座瞭望塔,留意并记录进入我注意力范围的一切事物。这种"贴标签"的行为非常重要,它让我能够整理并进行分类:什么是我的,什么是我们的,什么是她的,以及接下来我需要做什么。

我记得在这些谈话结束后我感到非常疲惫,但我知道那种高度强化的意识帮助我谨慎地管理了"平行过程"，让我能做到既尊重来访者，也尊重我自己。如果没有这种意识，我很可能会透过过往的个人经历这层滤镜进行一些盲目的对话，从而使治疗的效果大打折扣。

作为心理治疗师，我们受过的专业训练使我们能够运用意识知觉来观察来访者遇到了什么情况，我们和来访者之间发生了什么，以及我们在与来访者工作的过程中有什么样的感受。我们训练自己学会发现工作中潜在的盲点。即使受过训练，我们依然有一些来自个人日常生活的情绪需要处理，并且需要找到合适的策略来应对这些情绪。

在这一章里，我们分析了对不安的恐惧如何产生出额外的焦虑和沮丧，因为它迫使我们与自己的情绪做斗争。这种恐惧通常引导我们相信，我们需要更努力地压抑自己的情绪。然而，我们不需要这么做，而且事实上科学研究已经向我们证明，这么做是不利于健康的。我们不妨接受这样的理念：压抑情绪再正常不过，但是压抑过后我们得通过某种处理或释放这种情绪的行为来达到平衡，比如与心理治疗师谈话、进行表达性写作等等。

我们可以学着把情绪看成真实的物理事件，它们是来自我们身体内部的真真切切的感觉，是神经系统被激活的后果。这些情绪都是可以被观察到的，而当我们逐渐培养起内感受性知觉的时候,我们就能看到自己感受状态的微妙之处。我们还能看到自己的身体和大脑在预测接下来会发生什么,于是我们也可以对整个进程有一定的发言权。

第六章

我什么时候该看心理治疗师

我们从小被教育要学会克制，不要表达自己的糟糕情绪，这一观点成为我们的绊脚石，让我们不懂得如何向他人寻求帮助。

我还不时听到来访者讨论，自己的感觉是否足够糟糕到了要寻求心理治疗的程度。这些来访者经常会说这样的话："我觉得自己小题大做，在浪费您的时间"，或者"您肯定有情况比我严重得多的病人要看"。这样的人明显状态糟糕，而且完全有理由感到难过。对他们来说，理由可能一开始并不明显，就像在第四章里提到的那位来访者，说自己"莫名其妙"就感觉糟糕。但是当我们一起分析了她的经历后，发现原来她的大脑和身体在默默地应付很多东西，只是表面上看不到而已。一旦可以在这个较深的层面看问题，我们就会意识到：凡事都有其发生的理由。

　　自己不知道问题出在哪里，找人来帮忙分析情况，这实在不是什么值得令人羞耻的事情。但是与心理治疗师谈话，并不像咨询其他方面的相关专家那么简单，比如找水管工或测量员上门进行维修。我们从小被教育要学会克制，不要表达自己的糟糕情绪，这一观点成为我们的绊脚石，让我们不懂得如何向他人寻求帮助。一个普遍的观点是：尽管我们不应该关注自己的糟糕情绪，我们还是应该清楚了解自己的大脑和身体如何运转；而如果我们在某个地方卡住了，我们不能表现出苦苦挣扎。想象一下，水管工来到你家，你却把漏水的地方遮盖起来，告诉他一切正常，还说他应该去别人家处理更紧急的问题。这难道不可笑吗？

无论是在我们的学校体系，还是在我们从小到大的生活环境里，都不曾有人递给我们一本说明书，教我们如何使用和管理我们随身携带的强大机器。我们一直被教育要小心情绪，不要随便去"橱柜里翻看"。我们接收到的信息是："感受"从某种意义上来说是不重要的、软弱的。这使我们主动和研究自己的科学隔离开来。主流的教育体系通常缺乏那些可以教我们如何掌控情绪、做好自己的课程。作家阿兰·德波顿（Alain de Botton）在 2019 年出版的《生活学校》(*The School of Life*)一书中对此提出质疑：

> 没人给我们指路，我们只能自行探索脑海里的千头万绪。这就好比让每一代人依靠自己的力量去重新发现物理定律一样，既惊人，又不明智。

当然，长久以来都是这种状况，并不意味着我们要永远保持这种状况。现在已经能看到希望的曙光。我知道有一些小学，那里的学生学习压力和正念，并被教导如何平静、抚慰自己的情绪。有些学校还开设了正念涂色环节，以及介绍愤怒、悲伤、喜悦和自豪等情绪的课程。在心理治疗领域，我们现在有了把神经科学、心理治疗、瑜伽和戏剧表演融合在一起的专题研讨会。还有成千上万的相关书籍可以帮助我们了解自己。这些方法虽然现在听起来比较零散，缺乏正规和系统的结构，但我们正慢慢地朝着目标迈进。假以时日，我希望我们在面对心烦意乱的感觉时会少一些困惑和尴尬，因为我们已经对情绪有了更多的了解，知道怎样让它们自然地来去，怎样用健康的方式进行释放，并重新充电。这对减少心理健康方面的困难有重要意义。

但是你如何判断事态已经发展到了你需要看心理治疗师的地步呢？

首先，我想简单说说风险问题，以及如果事情变得非常糟糕，以至于你只能看到问题的一个片面，这个时候该怎么办。

假如你有自杀想法

如果你感到绝望并打算结束生命，很明显，你经历过了非常难熬的一段时期。事实上，你已经承受了这么多，并且一路走到这里，说明你非常勇敢。在你跨出最后那一步之前，请拨打心理危机与自杀干预中心的救助热线[1]。

如果你不知道在电话里说些什么，请直接告诉辅导员，说自己不知道该说什么好，让对方来指导你。如果你更偏好把自己的情绪写出来，那你可以参考下面的某个选项。

总之，打电话、发邮件、诉诸纸笔，哪种方法都可以，只要你表达出自己的想法、情绪和经历。这些内容在当下甚至不需要通顺、合理，只要先表达出来就好。

接着，把自己带到一个不同的地方。可以是公园，也可以是你家里的另外一个房间。比较理想的地点是某个你可以感受到自然和树木的绿色空间。就像之前做的练习那样，我会请你留意你的身体反应，而不是你的想法。让你的大脑休息片刻，把你的身体带到一个不同的地方，哪怕只有 20 分钟也好。如果不是太冷，你可以在户外行走，或躺在地上。请注意你此刻有什么样的感受。

如果你不能出门，不妨试着在电子设备上找个画面里有森林或海滩的视频来看。在看的过程中，请留意你的身体反应。你可以在各种感官功能之间进行切换：闭上眼睛听，摇晃你的脑袋和身体，让你这些部位的运动传感器运转起来。有没有一种你喜欢的气味，比如蜡烛或香水？把这种气味带进你的空间。

---

[1] 中国心理危机与自杀干预中心的救助热线：010-62715275。附录最后列出了中国一些主要省市心理危机与自杀干预的热线电话号码，如果你有自杀的想法，请现在就翻到那一页。——编者注

或者利用音乐来刺激你的听力，让你耳朵里的运动传感器运转起来。

你可以用某种方式来记录对你有帮助的事物。如果你大脑中负责评判的那部分试图贬低你正在进行的尝试，或者表示这些所谓的策略过于小儿科，那也没关系。谢谢它对你的照顾，你之前可能确实需要它保持高度警惕，以保证你不受伤害。但是，它现在不必挑大梁了。它可能没意识到，有些策略能帮助你感觉更好。现在，你能让大脑中负责评判的那部分休息一下吗？

及时采取措施，不要等待

即使你还没到绝望到想自杀的地步，我也建议你及时采取措施，不要等到情况变得非常糟糕才有所行动。无论是通过和朋友聊天、写日记还是与心理治疗师进行谈话，你越早开始释放和处理你的感受越好。就我的经验而言，我们越早跨出这一步，就越有可能预防日后大量的精神苦闷和慢性疾病。

你可能会担心一旦联系了心理治疗师，你就得每周都与其进行谈话，像是个没完没了的任务。实际情况并非如此。你完全可以说："有件事让我很痛苦，我就是想寻求一点支持"，或者"我只想找个树洞"，或者"我需要一些帮助，让我重回正轨"。我的很多来访者仅仅需要在一个安全、私密的空间里表达自己对某件事的感受，所以他们只进行一次谈话就够了。当然，有些心理治疗是长期的，但不是每个人都有这种需求。有经验的治疗师总能根据你的节奏，为你提供合适的空间和关系，让你感到自己一方面获得了支持，一方面又主宰着谈话的进程。

接触到心理治疗师的另外一种常见情况是员工帮助计划（Employee Assistance Programme，EAP），一般都是公司/机构/单位为员工提供的服务。公司/机构/单位会和有相关资质的治疗师（尤其是擅长职场路线的治疗师）展开合作关系，治疗师固定给该公司的员工提供心理治疗的选择，是否使用该服务由员工自己决定，觉得有需要就去治疗，没有需要就不去。①

人们去找心理治疗师会谈论什么样的问题

下面这个清单列出了多年来我从来访者那里听到的让他们倍感挣扎的问题。有没有哪些引起你的共鸣？

① 综合起来，目前在中国，看心理治疗师主要有这么几种途径：1. 医院（精神专科医院，或有精神科的综合医院）；2. 网络心理治疗平台（知名平台的服务相对比较保险，但难免出现心理治疗师的水平参差不齐的现象）；3. 靠做过心理治疗的朋友或熟人的推荐找合适的心理治疗师；4. EAP；5. 学校里也有和EAP类似的项目，针对学生展开心理辅导和疏导工作。——编者注

想法和画面

"我没有像其他人那么挣扎，也许我的情况还没糟糕到需要见心理治疗师的程度。"

"为什么我无法停止去想某些画面和想法？"

"我不值得好受一些。"

"如果我找人谈话，我会感觉更糟。"

"这件事我不能告诉任何人。"

"我被困住了，没法做决定。"

"我没法忘记这件事。"

"我想让这段记忆彻底消失。"

"我担心我会受到批评。"

"我永远无法对这件事释怀。"

感受和身体感觉

"我觉得毫无希望。"

"我觉得自己没用。"

"我觉得自己没有价值。"

"我觉得迷失了方向。"

"我感到孤独。"

"我感到悲伤。"

"我感到空虚，与他人隔绝。"

"我觉得被生活关在了门外。"

"我没有精力，只想躺平。"

"我时时刻刻都处于痛苦之中。"

"我觉得动弹不得。"

"我总是很累。"

"我对所有事物都失去了兴趣。"

恐慌、紧张

"我感到无助（无力）。"

"我觉得自己现在完全失控了。"

"我现在一出门就觉得特别脆弱。"

"我总是感到恐惧。"

"我因为做噩梦而害怕入睡。"

"一天里的大部分时间我都感到焦虑和紧张。"

"我害怕在团队会议上发言。"

"我实在受不了了。"

"我每时每刻都感到烦躁。"

"我莫名其妙就会发火。"

"我对自己感到很懊恼。"

"我莫名地感到难受。"

行　为

过度反思，不停寻找答案。

重复执行各种仪式，很难停下来。

无法停止某些习惯或行为。

逃避或企图逃避。

反复检查电灯开关。

反复观察身体，看有没有肿块。

反复查看前任伴侣的社交媒体更新。

无法入睡。

半夜醒来后无法重新入睡。

做任何事都没有动力。

如果上面列出的任何一个问题能引起你的共鸣，那么你也许应该试着把自己的情况用表述圆圈的方式记录下来（就是我们在第四章里用过的表述圆圈）。举个例子，如果你发现自己整天和他人争论，或者你发怒的次数远比平时多，那么你可以把"愤怒"记录在"情绪"那里，把"与人争论"记录在"行为"那里。

找到合适的词汇来描述我们的感受是一件颇为棘手的事，部分原因在于我们几乎没有接受过关于情绪的教育。我们倾向于反复使用相同的核心词汇，比如愤怒、悲伤、焦虑。有鉴于此，我列了一个情绪的词汇清单，把它放在附录里供大家参考。如果你有更多的词汇，欢迎你把它们添加到我的清单上。有科学证据显示，如果我们能更好地管理情绪，找到更多的词汇来解释情绪，这对我们在生活中获得广泛成功是大有裨益的。这叫"情绪粒度"（emotional granularity，EG）[①]。我们的情绪不是非黑即白，它们会有强度和愉悦度的变化，我们对它们的感受程度也会有相应的变化。它存在一个很宽广的范围，因此我们要找到更多精准的词汇来描述这些情绪。当我们找到更多词汇的时候，我们也会留意到更多的情绪。当我们留意到更多情绪的时候，我们对它们的容忍度会提高。当我们更能容忍它们的时候，我们就更擅长管理它们。而当我们能更好地管理它们的时候，我们自然也会感到更好受一些。

下面这个单子也列出了什么时候看心理治疗师可能对你有益：

你觉得对某些事不太确定，想好好处理一下。

你想更好地理解自己。

---

① "情绪粒度"指个体在情感体验和情感陈述上的个体差异，以及把相似的情绪状态区别得更精细、更细致入微的能力。考察和判定一个人情绪粒度的大小涉及两个维度：一个是感受情绪；另一个是表述情绪。情绪粒度越细／小／高，说明辨别情绪的能力越强；情绪粒度越粗／大／低，说明辨别情绪的能力越差。——编者注

你想卸下负担。

你在接受成为一位心理治疗师的培训。

你失去了和你关系亲密的某个人。

你需要有人帮助你接受某种变化。

你想改善自己和周围的人之间的关系。

你想了解自己和自己的情绪。

你希望感到更好受一些。

希望"感到"更好受一些可以指你能够容忍体会到的感觉和自己的身体，或者当你觉得过度消极、没有生机、充满压力或烦躁易怒的时候，你可以把平衡感带回你的情感生活。

感到更好受一些的关键在于了解某种情绪对你来说是什么样的感受。当你明白了这一点，你就能给你的经历贴上正确的标签。如果你可以在不带评判或不痛恨自己的发现的前提下做到这一点，那么你就离更好地调整和控制自己的情绪近了一步。比起试图逃避或压抑情绪，你将更能够掌控自己的命运。一旦你选择逃避或压抑情绪，你必然会没完没了地和自己做斗争，始终处于疲于奔命的状态。你并不一定要走上这条路。

快速地查看一下你的身体。你留意到了什么感觉？在接下来的一周里，不时重复一下这个步骤。我还推荐你尝试一下我们在第五章里介绍过的表达性写作，每天把自己大脑里的东西倾倒出来。你可以在早上刚起床或晚上临睡前动笔。

日常生活很忙碌，每天都有很多东西需要处理。记得给自己留出足够的时间和空间去消化和处理这一切。

在前面的章节里，我们谈到了我们每个人都经常使用的压抑情绪或分散注意力的方法，以及我们很少允许自己释放或发泄情绪的现状。从某种程度上来说，这是因为我们受到了环境的长期影响，认为情绪是洪水猛兽，于是害怕面对自己的情绪。但科学研究已经向我们证明，真情流露、不过分压抑自己的情绪才是健康的做法。既然如此，我们理应找到合适的方法来释放自己的情绪，给自己充电。心理治疗是一种方法，但不是唯一的方法。我在前面几章介绍了传统的"谈话疗法"以外的一些替代性选择，在接下来的一章里，我将回归传统，帮助你寻找长期从事"谈话疗法"的心理治疗师。

CHAPTER
SEVEN

第七章

如何寻找心理治疗师

　　说到底，心理治疗其实是提供一个安全的空间，让你和一个人建立起一段可靠的关系。这个人可以通过一种特别的角度来解读你遇到的困难，帮你看清问题的本质，并找到解决这些难题的方法。

那么多心理治疗师，我该联系谁

到目前为止，我们在本书中关注的是看心理治疗师之前的准备工作。下一步自然是选择看什么类型的心理治疗师，以及去哪里找他们。这一步有些棘手，因为心理治疗的种类五花八门，心理治疗师的数量也颇为庞大。随着网络治疗的日益盛行，许多网络公司也经历了高速发展，竭尽所能地引导你到它们网站上的治疗师那里展开业务。一方面，拥有如此多的选择感觉很不错，但另一方面，太多的选择有时会让我们左右为难，无法做决定。在本章中，我将带你了解市场中常见的各种心理治疗，告诉你在寻找治疗师的过程中要注意哪些事项。

融洽的关系和时机

如果你允许自己在寻找合适的治疗方式和治疗师的过程中有一些试错空间，事情就会相对好办一些。治疗师也是人，而有人的地方就有人际关系。科学研究已经反复证明：治疗师和来访者之间的关系是心理治疗成功与否的关键部分。你得找一位可以与你建立起融洽的合作关系的治疗师，这一点非常重要。所以，如果你觉得你和治疗师不是很"合得来"，一定要向他提出你的顾虑。作为治疗师，我们接受过相关培训，懂得如何讨论这个问题，因为我们深知"合得来"有多重要。可以说，你的治疗师甚至会期待你抛出这个话题。如果你不提，也许对方会先提。无论如何，治疗师应该尽可能为你们之间进一步的讨论扫除障碍。

尽管如此，我知道整个过程可能非常困难。讨论什么话题？用什么词汇？你可以说"我不确定这种方式对我有帮助"，然后让治疗师引导你往下走。但一种最常见的结果是，你不愿意继续展开讨论，于是以后再也不会来治疗了。这很正常，这往往反映出我们在日常生活中处理其他人际关系的方式。可能出现的一种情况是：我们把不愿意继续治疗的原因归结到我们自己或治疗师的身上。如果你确实有过这样的经历，我在这里提供另一种可能性：也许你和这种类型的治疗或这位治疗师在这个时间节点上正好就不匹配，这并不意味着你做错了什么，也不意味着治疗师做错了什么[1]。这段治疗关系不适合你，仅此而已，天塌不下来。你大可以继续前行，不用把这个"失败"当作负担随身携带。

还有一种可能性是：如果某样东西现在不适合你，这仅仅是现状，也许在以后的某个时间节点它会变得适合你。我自己就有过这样的经历，一度很难和某个人（或某种工作方式）产生联结，于是分道扬镳，但在之后的某个日子又重新选择他们。有时就是时机不对的问题，可能某些信息在那个时间点对我们毫无意义。生活会变得压力重重、非常复杂，尤其是在我们有了创伤经历之后，所以我们可能没有什么时间或空间去做心理治疗。这些年来，我遇到过数位这样的来访者，他们中途停止了治疗，但等自己各方面都准备好了之后，他们又来找我重启治疗。如果你不再说"这不适合我"，而是说"这目前不适合我"，你也就给自己留了条后路，等到以后有意愿的时候可以再次尝试。

我该选择什么类型的心理治疗

一旦你对自己想寻找的心理治疗服务的方向有了大致想

---

[1] 我在这里补充提醒一句，如果你觉得治疗师有任何不得体的言论或行为，请务必及时提出。如果不方便直接和治疗师本人提出，那么请去治疗师所在的注册或认证机构进行交涉。——原注

法——比如伴侣关系中的问题、个人的心理治疗、家庭成员间的矛盾或是职场发展的困扰——你就跨出了第一步。接下来要做的决定是：你想尝试哪种类型的心理治疗？这不是个简单的决定，因为你有很多选择！我在下文中列出了尽可能多的常见治疗种类，并对每一种做了概述。虽然这个清单乍一看很长，但如果你愿意花些时间琢磨，它肯定会有助于你找到适合自己的治疗类型。

阿丽亚娜·谢琳（Ariane Sherine）的著作《更好地谈论自己》(*Talk Yourself Better*）介绍了如今"谈话疗法"的主要模式，并分别从来访者和治疗师的视角对每一类治疗做出概述，是本很有用的参考书。尽管这本书的研究工作做得非常到位，它依然没能覆盖市面上所有的心理治疗种类，因为不断有新的类型出现。按近期的一个估计数据来看，心理治疗的种类已经超过了 1000 种。

既然有这么多不同类型的心理治疗，那么如何找到适合你的那一类就很关键。说到底，心理治疗其实是提供一个安全的空间，让你和一个人建立起一段可靠的关系。这个人可以通过一种特别的角度来解读你遇到的困难，帮你看清问题的本质，并找到解决这些难题的方法。如果一种解读的角度不适合你，那就换一种，不要轻易放弃。

心理治疗种类清单

接纳与承诺疗法

接纳与承诺疗法（Acceptance and Commitment Therapy，ACT）被称为 CBT 的"第三次浪潮"，但它与 CBT 在某些方面存在明显的区别。ACT 不强调挑战自己的想法，以及为了推翻消极想法而努力寻找证据的行为。它的重点在于无条件接纳自己的想法，向真实经历"靠近"，而不是推开或逃避什么。留心、怜悯和接纳是 ACT 疗法很重要的几个方面。

加速移情疗法

加速移情疗法（Accelerated Empathic Therapy，AET）由迈克尔·阿尔珀特（Michael Alpert）创立。该疗法和聚焦取向的技巧类似，也是在我们感受到某些情绪的时候，聚焦于我们身体的反应，然后在此基础上识别并判断心理问题。

加速体验式动力学心理疗法

加速体验式动力学心理疗法（Accelerated Experiential Dynamic Psychotherapy，AEDP）由戴安娜·福沙（Diana Fosha）创立。这是一种体验性的疗法（意思是治疗不仅仅依靠谈话，还需要实际"体验"），目标是在一段安全的治疗关系中聚焦情绪体验，以引起改变。AEDP 综合考虑了大量现代研究的成果，包括人

际神经生物学、依恋理论、神经功能重塑和情感神经科学等诸
多领域。

加速解决疗法

加速解决疗法(Accelerated Resolution Therapy,ART)由婚
姻和家庭关系治疗师兰尼·罗森茨威格(Laney Rosenzweig)创
立。它把 EMDR、CBT、格式塔疗法和短期心理动力学疗法进
行了融合,旨在帮助来访者在大脑里快速地重新编写创伤记忆。

高级综合疗法

高级综合疗法(Advanced Integrative Therapy,AIT)由普
林斯顿大学教授及心理治疗师阿莎·克林顿(Asha Clinton)创
立。它对心理动力学疗法、CBT、客体关系、能量心理学、荣
格及超个人心理学的理论进行了整合,是一种聚焦于创伤、旨
在疏通和疗愈身心能量的方法。

阿德勒疗法

顾名思义,阿德勒疗法(Adlerian Therapy)由阿尔弗雷德·阿
德勒(Alfred Adler)创立,他与西格蒙德·弗洛伊德(Sigmund
Freud)、卡尔·荣格(Carl Jung)并称为心理治疗的三大奠
基人。阿德勒把他的疗法命名为"个体心理学"(individual
psychology)。该方法旨在将个人及其身处的更广泛的社会背景

结合在一起进行研究。

情感恐惧疗法

情感恐惧疗法（Affect Phobia Therapy，APT）由心理学家利·麦卡洛（Leigh McCullough）于 20 世纪 90 年代创立。它是心理动力学心理疗法的一个变种，融合了短期心理动力学疗法、CBT 和体验疗法的元素。它把诸多心理困境的核心聚焦在对情感或情绪的恐惧上。

基于依恋的疗法

基于依恋的疗法（Attachment-Based Therapy）主要涉及对两点的理解：一个人早期与主要照顾者之间的关系，以及这些关系对这个人之后与其他人之间的关系所产生的影响。该方法基于精神分析理论。

基于依恋的强化型短期动力学心理疗法

基于依恋的强化型短期动力学心理疗法（Attachment-Based Intensive Short-Term Dynamic Psychotherapy，AB-ISTDP）运用神经生物学的研究结果，结合与来访者同频的治疗关系，帮助来访者应对发展的和基于依恋的创伤经历。

行为激活疗法

行为激活疗法（Behavioural Activation，BA）是 CBT 之下的一种特殊技巧，通常用来治疗抑郁症。它的核心是通过利用能有效激活奖赏感、成就感和快感的行为，帮助来访者找回动力，摆脱抑郁状态。

丧亲辅导

悲痛是个自然的过程，但它涉及一些非常痛苦难熬的阶段，尤其当我们失去了心爱的人、发觉自己无依无靠的时候。丧亲辅导（Bereavement Counselling）的辅导员可以为你提供支持，帮助你渡过这个困难的阶段。

身体心理疗法

在身体心理疗法（Body Psychotherapies）和身体心理学领域，大脑、心灵和身体被视为一个整体，而不是分离的三个部分。身体心理疗法不仅聚焦于谈话和语言，还关注什么信息存储在你的身体里，以及你的身体如何构成你的自我表达和你的情感表达的一部分。下面是一些通常会被归到"身体心理疗法"这种方法下的治疗种类：

生物能量分析（Bioenergetic Analysis）
生物合成（Biosynthesis）

身体动力－躯体发展心理学（Bodynamic-Somatic Developmental Psychology）

体现－关系疗法（Embodied-Relational Therapy）

能量整合（Energetic Integration）

哈科米疗法（Hakomi）

综合身体心理疗法（Integrative Body Psychotherapy）

相互影响疗法（Interplay）

寿命整合疗法（Lifespan Integration）

佩索·博伊登系统精神运动／精神运动疗法（Pesso Boyden System Psychomotor/Psychomotor Therapy）

感觉运动心理疗法（Sensorimotor Psychotherapy）

躯体感受疗法（Somatic Experiencing，SE）

躯体压力释放技术疗法（Somatic Stress Release Technique）

完全释放体验疗法（Total Release Experience，TRE）

创伤缓解无限疗法（Trauma Relief Unlimited，TRU）

大脑定点疗法

大脑定点疗法（Brainspotting，BSP）由戴维·格兰德于 2003 年创立。格兰德曾经接受过身体体验疗法和 EMDR 的培训，他把两者结合在一起形成了一种新的技术，并称之为“自然流动版 EMDR”。随后，他又把该技术进一步演化成 BSP。这种方法充分利用来访者和治疗师之间安全和谐的治疗关系［即所谓“双向同频的工作框架"(dual-attunement framework)],在来访者的视野里"抓住"一个具体的位置,对创伤性材料进行加工处理。BSP在处理令来访者感到痛苦的材料或巩固让来访者身体里觉得平静和安全的位置时,会使用各种眼位〔也叫"凝视点"(gaze spots)]。

认知分析疗法

认知分析疗法(Cognitive Analytic Therapy,CAT)由安东尼·赖尔(Anthony Ryle)于20世纪80年代创立,它综合了心理动力学疗法、依恋疗法和CBT的元素。CAT是一种有时间限制的疗法。

心理治疗的认知行为分析系统

心理治疗的认知行为分析系统(Cognitive Behavioural Analysis System of Psychotherapy,CBASP)适用于长期抑郁的来访者。它综合了CBT和人际及动力学疗法的元素。通过对问题进行深入的情景分析,该方法旨在向我们展示我们自己的行为如何导致了我们随后遇到的问题。

认知行为疗法

认知行为疗法(Cognitive Behavioural Therapy,CBT)包含了很多可以进一步细分的种类,但它们都有一个共同的原则:

我们的感受、想法和行为都是相互关联的，我们可以通过改变自己的想法和行为来改变自己的感受。CBT 得到了大量科学证据的支持，经常用于短期的线下干预治疗以及线上和自助的干预治疗。为了找到来访者受困扰的根源，CBT 会把一个问题分解成许多基本元素，然后针对不同元素使用不同的策略，通过改变思维模式或行为模式来改变当事人的感受。CBT 体系里有许多不同的方案，分别应对不同的困难，比如戴维·克拉克（David Clark）创立的惊恐性障碍应对方案。

认知加工疗法

认知加工治疗（Cognitive Processing Therapy，CPT）也称认知处理治疗，是一种聚焦于创伤、专门用来治疗创伤后应激障碍的 CBT。它关注于创伤性事件的意义，提供加工处理和改变使来访者停滞不前的消极意义的技巧。

一致性疗法

一致性疗法（Coherence Therapy）之前被称为"深度取向的短期治疗"（Depth-Oriented Brief Therapy，DOBT），由布鲁斯·埃克尔（Bruce Ecker）和劳雷尔·胡利（Laurel Hulley）于 20 世纪 90 年代创立。这种疗法的总体原则是：我们经历的记忆、想法、感受和行为存在着一种"连贯性"，它有其必然的理由，并不标志着某种病态。在充满共情、双方同频的治疗关系中，治疗师把来访者之前并不自知的模式和表达带入其意识层面，助其找到问题的根源。

慈悲聚焦疗法

慈悲聚焦疗法（Compassion-Focused Therapy，CFT）由保罗·吉尔伯特创立，融合了进化心理学、CBT 和神经科学的元素。CFT 主要针对三个系统：动力和成就系统、社会参与系统和威胁系统，目标是获得心理平衡、管理情绪困扰。

综合资源模型

综合资源模型（Comprehensive Resource Model，CRM）由丽莎·施瓦茨（Lisa Schwarz）创立，最初旨在帮助受慢性创伤后应激障碍、依恋障碍和解离性障碍困扰的来访者，后来被更广泛地应用于解决其他类型的困难。该模型综合了神经生物学、关系工作、躯体工作和灵性的元素。

冥想疗法和核心流程疗法

冥想疗法和核心流程疗法（Contemplative Psychotherapy and Core Process Psychotherapy）把对西方心理学和东方佛教哲学的理解融合在一起，帮助我们进入开放和喜悦的核心状态。

情侣疗法

情侣疗法（Couples Therapy）有很多种不同的方法，比如合作情侣治疗（Collaborative Couples Therapy，CCT）、辨别及离婚治疗（Discernment & Divorce Counselling，DDC）等。

情侣行为疗法（Behavioural Couples Therapy）
以相遇为中心的转变（Encounter-Centred Transformation）
戈特曼方法（The Gottman Method）
意象疗法（Imago Therapy）
关系促进疗法（Relationship Enhancement Therapy）

深脑重新定向疗法

深脑重新定向（Deep Brain Reorienting，DBR）是一种治疗创伤——尤其是基于依恋的创伤——的疗法。它由弗兰克·科里根在其神经生理学研究的基础上开发创立。该方法旨在疗愈创伤经历和不良人际关系体验所带来的震惊、恐惧和躯体残留反应。

辩证行为疗法

辩证行为疗法（Dialectical Behaviour Therapy，DBT）由心理学家玛莎·莱恩汉（Marsha Linehan）于20世纪80年代末期创立。它以CBT为基础，对它的原则进行了扩充，并且把焦点对准了几个核心组成部分：情绪掌控、痛苦忍受和人际交往困难。

动态情绪聚焦疗法

动态情绪聚焦疗法（Dynamic Emotion-Focused Therapy，DEFT）由苏珊·沃伦·沃肖（Susan Warren Warshow）创立。它是一种心理动力学疗法，聚焦于羞耻敏感性以及羞耻的抑制性质给来访者造成的困境。这种疗法主要通过治疗师的同频和共情，帮助来访者打破羞耻的围墙，不再受其封锁。

动态人际关系疗法

动态人际关系疗法（Dynamic Interpersonal Therapy，DIT）和人际关系疗法（Interpersonal Therapy，IPT）特别适合那些因抑郁症苦苦挣扎，且医生不建议使用 CBT 或对其不起作用的来访者。英国国家卫生与临床优化研究所建议 DIT 和 CBT、抑郁情侣治疗、抑郁辅导等方法一起使用。

眼动脱敏与再加工疗法

眼动脱敏与再加工疗法（Eye Movement Desensitization and Reprocessing，EMDR）是得到英国国家卫生与临床优化研究所和世界卫生组织承认的治疗创伤的有效方法，对解决其他困难也非常有效。它的创始人是临床心理学家弗朗辛·夏皮罗。她注意到当自己回想起创伤性事件的时候，眼球总是左右来回移动。通过使用双重关注和双侧刺激（眼球运动、音乐或轻轻敲打），治疗师旨在帮助来访者减少某些创伤性记忆和感受所带来的巨大的痛苦。

情绪释放技术疗法

情绪释放技术（Emotional Freedom Technique）被业内人士看成是一种心理形式的针灸，因为这种疗法涉及在身体的经穴位置进行敲打，以此来减轻心理层面的痛苦。近年的元分析发现，它对来访者的有效性与 CBT 及 EMDR 比不相上下。

情绪聚焦疗法

情绪聚焦疗法（Emotion-Focused Therapy）由莱斯利·格林伯格（Leslie Greenberg）于 20 世纪 70 年代创立。该疗法把情绪放在治疗的核心位置。治疗师采取体验式、人本主义的方法，平缓地引导来访者，使其逐渐有能力体验并理解自己的情绪和反应。

情绪取向疗法

情绪取向疗法（Emotionally Focused Therapy）由苏·约翰逊（Sue Johnson）创立，起初是专门针对情侣治疗的一种技巧。它充分利用依恋领域的科学研究成果，引导来访者把焦点放在建立更好的情感关系上。该方法高度结构化，且疗程通常较短，对改变亲密关系中总是引起困难的互动模式颇为有效。

情绪图式疗法

情绪图式疗法(Emotional Schema Therapy,EST)是 CBT 流派里的一种新技术,由罗伯特·莱希(Robert Leahy)创立。

存在主义心理疗法

存在主义心理疗法(Existential Psychotherapy)采取一种哲学的方法,对人类处境进行更广泛层次的思考,提出人活着是为了什么、人生意义如何影响我们个人之类的问题。它的创始人维克多·弗兰克尔(Viktor Frankl)还发明了存在主义心理治疗的一个具体种类:意义疗法。

家庭疗法

依恋叙事疗法(Attachment Narrative Therapy)

依恋关系重建疗法(Dyadic Developmental Psychotherapy,DDP)

家庭与系统心理疗法(Family & Systemic Psychotherapy)

家庭系统排列疗法(Family Constellation Therapy)

亲子游戏疗法(Filial Therapy)

亲子互动疗法(Parent Child Interaction Therapy,PCIT)

关系促进疗法(Relationship Enhancement Therapy)

聚焦疗法

聚焦疗法（Focalizing Therapy）由迈克尔·皮库奇（Michael Picucci）创立，旨在通过高强度的聚焦于身体的冥想和特定的锻炼，帮助来访者克服心理或行为上的障碍。

聚焦取向疗法

聚焦取向疗法（Focusing-Oriented Therapy）由尤金·根德林（Eugene Gendlin）创立。该方法涉及将来访者的注意力集中于瞬间的身体感受以及真实存在却又难以表述的内在知觉。

功能分析心理疗法

功能分析心理疗法（Functional Analytic Psychotherapy，FAP）是一种综合性的方法，以治疗师与来访者之间的治疗关系为媒介，帮助来访者看清发生了什么，进而改变对其不再有益的思维或行为模式。该方法融合了社会认知、行为及神经科学等领域的研究成果。

闪光技术疗法

闪光技术疗法（Flash Technique）由菲利普·曼菲尔德（Philip Manfield）开创。它是对普通 EMDR 疗法的补充，可以帮助那些因感到过于痛苦而无法面对创伤记忆的来访者。

群体创伤发作医疗方案和近期创伤发作医疗方案

使用EMDR疗法的治疗师把群体创伤发作医疗方案（Group Traumatic Episode Protocol，GTEP）和近期创伤发作医疗方案（Recent Traumatic Episode Protocol，RTEP）作为针对近期创伤性事件的早期干预策略的一部分。

格式塔疗法

格式塔疗法（Gestalt Therapy）是一种综合性的心理治疗，旨在聚焦此时此刻，帮助来访者观察他们与自己的联结方式以及与他人的联结方式如何从整体上影响他们。

哈科米正念躯体心理疗法

"哈科米"是来自印第安霍皮族人的词汇，大致可以翻译成"我是谁？"哈科米正念躯体心理疗法（Hakomi Mindful Somatic Psychotherapy）由罗恩·库尔茨（Ron Kurtz）于20世纪70年代创立。它使用冥想技术，注重身体和情绪的调和，发现并纠正让我们止步不前的核心信念。

避风港技术疗法

避风港技术疗法（Havening Technique）由罗纳德·鲁登（Ronald Ruden）创立。它涉及回想一段创伤性经历，通过运用"分散注意力＋安抚"的技巧，一边将你的意识调离创伤事件，一边安抚你的身体系统，使其平静下来。目前还没有随机对照试验（Randomized Controlled Trials，RCTs）可以帮助我们判断避风港技巧与其他创伤疗法相比，效果孰优孰劣。

全息记忆解决

全息记忆解决（Holographic Memory Resolution，HMR）是由催眠治疗师及成瘾治疗师布伦特·鲍姆（Brent Baum）开创的疗法。它综合了催眠疗法、能量疗愈、色彩疗法和身体心理学的元素，形成了一种独特的聚焦创伤的短期疗法。

人类给定法

一群心理学家和心理治疗师决定对"心理治疗中哪些元素能真正起到作用？"和"如何将这些元素融合成一种有效的心理治疗方法？"这两个议题进行研究。通过共同努力，他们于1997年创立了"人类给定法"（Human Givens Approach）。它综合了多种治疗技巧，注重人类与生俱来的需求和资源，是一种短期的、聚焦于当下的心理治疗方法。

人本主义心理疗法

人本主义心理疗法（Humanistic Psychotherapy）——比如个人中心疗法、来访者中心疗法和罗杰斯疗法——关注如何帮助来访者实现个人潜能，而不是如何治疗病症和障碍。它是非定向的心理治疗，治疗师允许来访者主导谈话过程，但是会适时提供温暖、共情和无条件的积极关注，以确保自我疗愈可以在这样的环境里实现。

催眠疗法

即使在来访者配合、治疗师操作无误的情况下，催眠疗法（Hypnotherapy）可能也会没有效果，因为这种方法对某些来访者并不适用。治疗师必须有足够的专业能力判断是否对来访者使用该方法。在合适的情况下，催眠疗法对强迫症、抑郁症等许多症状都有不错的效果。它旨在鼓励来访者进入放松的自然状态，并在该状态下逐步解决自己遇到的难题。

内部家庭系统疗法

内部家庭系统疗法（Internal Family Systems Therapy，IFS）的立场是：我们每个人都有一个未受损的、核心的、慈悲的自我，同时也有一些时而保护和捍卫我们，时而做出对我们不利行为的部分。该疗法旨在进入那个核心的自我，并结合我们自身系统里的其他部分，以确保我们在融合的整体系统基础上运作。

整合疗法

整合疗法（Integral Therapy）由哲学家肯·威尔伯（Ken Wilber）创立。它使用五元素模型，旨在将主流取向的心理咨询和心理治疗的理念整合成一种"元取向"的疗法。

人际关系疗法

人际关系疗法（Interpersonal Therapy，IPT）是一种有时间限制的疗法，适用于抑郁症患者。它旨在帮助来访者通过意识到人际关系如何影响我们的情绪，克服在人际关系中遇到的困难。

强化型体验动力学心理疗法

强化型体验动力学心理疗法（Intensive Experiential-Dynamic Psychotherapy，IEDP）由费鲁乔·奥西莫（Ferruccio Osimo）创立。它虽然基于强化型短期动力学心理治疗（ISTDP），但明显更注重对治疗师和来访者之间的治疗关系的探索。

强化型短期动力学心理疗法

强化型短期动力学心理疗法（Intensive Short-Term Dynamic Psychotherapy，ISTDP）由精神科医生、精神分析学家哈比卜·达万卢（Habib Davanloo）于 20 世纪 60 年代末期创立。它对传统的精神分析进行了改编，一方面提供精神分析所带来的好处，另一方面又将疗程大大缩短，比如从常见的 250 ~ 600 小时缩减至 40 小时。

荣格学派的精神分析

顾名思义，荣格学派的精神分析（Jungian Analysis）由瑞士著名的精神科医生卡尔·古斯塔夫·荣格（Carl Gustav Jung）创立。他曾是西格蒙德·弗洛伊德的弟子，之后由于与弗洛伊德理念不合，开辟了自成一派的精神分析。荣格学派的精神分析频率较高，每周通常多于一次，最高可达到 5 次。它涉及把潜意识的过程逐渐带入来访者的意识层面，有时会运用诸如梦境记录、艺术和音乐等技巧。

意义疗法

作为存在主义心理治疗的一个种类，意义疗法（Logotherapy）由维克多·弗兰克尔创立。该疗法的英语名称 logotherapy 源于希腊语单词"意义"（logos）。它聚焦于个人的责任及生命的意义，通过分析阻碍来访者承担责任、找到活着的意义的因素，帮助来访者解开心结。

元认知疗法

元认知疗法（Meta-Cognitive Therapy，MCT）由阿德里安·威尔斯（Adrian Wells）和汉斯·诺达尔（Hans Nordahl）共同创立。该疗法源自传统的 CBT，对治疗抑郁症和焦虑症有较好的效果。它旨在改变让来访者陷入重复忧虑和过分反思状态的想法和信念。

基于心理化的疗法

基于心理化的疗法（Mentalization-Based Treatment，MBT）是一种聚焦于依恋的心理治疗方法，可以通过个人或团体的形式展开工作。该方法旨在帮助来访者理解自己及他人的想法、感受、冲动和行为，从而改善人际关系。

基于正念的认知疗法

基于正念的认知疗法（Mindfulness-Based Cognitive Therapy，MBCT）融合了乔恩·卡巴·金（Jon Kabat-Zinn）在正念领域的研究成果和津德尔·西格尔（Zindel Segal）、马克·威廉姆斯（Mark Williams）、约翰·蒂斯代尔（John Teasdale）在认知科学及心理治疗领域的研究成果。该方法对抑郁症及许多其他种类的心理问题有较好的疗效。

叙事疗法

叙事疗法（Narrative Therapy）由戴维·埃普斯顿（David Epston）和迈克尔·怀特（Michael White）共同创立。该疗法把我们每个人放在社会文化、家庭及构成我们身份的各种不同背景下进行考虑，致力于帮助来访者"重新书写"自己的故事。

神经语言规划

神经语言规划（Neuro-Linguistic Programming，NLP）创立

于 20 世纪 70 年代。该疗法旨在展示我们如何通过语言来理解自己和身边的世界。它包含了一系列能够帮助我们改变思考和感知方式的技巧。

人格引导的关系疗法

人格引导的关系疗法（Personality-Guided Relational Therapy，PGRT）是一种由杰弗里·马格纳维塔（Jeffrey J. Magnavita）创立的心理动力学疗法。它聚焦于人格的四个子系统内部的进程和冲突：生物的—内心的；人际的—二元的；关系的—三元的；社会文化的—家庭的。

积极心理疗法

积极心理疗法（Positive Psychotherapy，PPT）是一种融合了心理动力、跨文化、CBT 和人本主义元素的短期治疗。诺斯拉特·佩塞施基安（Nossrat Peseschkian）于 1968 年在德国创立了积极心理治疗，它基于三个原则：希望、平衡、协商。

精神分析心理疗法

精神分析心理疗法（Psychoanalytical Psychotherapy）是一种深度疗法，通常每周超过一次，持续时间长达一年以上。采用精神分析疗法的治疗师会为来访者提供一个安全的空间，与其建立共情但中立的治疗关系，以帮助来访者在意识层面看清之前没有察觉到的一些潜意识模式。精神分析疗法由西格蒙德·弗洛伊德创立。

心理剧疗法

心理剧疗法（Psychodrama）由精神病理学家雅各布·利维·莫雷诺（Jacob Levy Moreno）于 20 世纪 20 年代创立。该疗法在团体治疗的环境里，通过戏剧动作和角色扮演，将当事人的心理问题呈现在舞台上，以找到克服困难和应对危机的办法。

心理动力学心理疗法

心理动力学心理疗法（Psychodynamic Psychotherapy，PPT）和精神分析疗法使用相同的原则，但前者的周期相对较短一些，可用于个人治疗，也可用于团体或伴侣治疗。

心理有机分析

心理有机分析（Psycho-Organic Analysis，POA）由保罗·博伊森（Paul Boyesen）于 1975 年创立。它融合了精神分析理论和身体心理疗法的元素。

精神性欲流派的心理疗法

在通常情况下，精神性欲流派的治疗师不仅接受辅导和心理治疗的培训，还接受解剖学、生理学和药理学的培训。精神性欲流派的心理疗法（Psychosexual Psychotherapy）把身体和心理的元素结合在一起，用高度专业化的方式帮助来访者克服困难及应对危机。

心理综合疗法

心理综合疗法（Psychosynthesis）由罗伯托·阿萨吉奥利（Roberto Assagioli）于 20 世纪初期创立。该疗法是他接受的精神分析培训的延伸，加入了神学和哲学的元素，旨在把我们的精神层面引入治疗过程。心理综合疗法的基本假设是：我们每个人都由很多部分组成，而其中一些部分是被压抑或否定的。该疗法旨在帮助我们与这些丢失的部分产生联结，使我们自己变成一个综合的整体。

快速转换疗法

快速转换疗法（Rapid Transformational Therapy，RTT）由玛丽莎·皮尔（Marisa Peer）创立，它是一种综合利用来自 CBT、催眠疗法和其他心理治疗方法的某些特定策略的短期疗法。

现实疗法

现实疗法（Reality Therapy，RT）是一种基于威廉·格拉瑟

（William Glasser）的"选择理论"①的心理治疗方法。该疗法关注我们如何在与周围的人保持健康人际关系的前提下满足自己的各种需求。

理性情绪行为疗法

理性情绪行为疗法（Rational Emotive Behaviour Therapy，REBT）由阿尔伯特·艾利斯（Albert Ellis）于 1955 年创立。艾利斯最初接受的是精神分析的培训，因为觉得精神分析在某些方面无法达到理想的治疗效果，于是他逐渐向行为主义的理念靠近。REBT 被许多人视为最早的 CBT，对后来阿伦·贝克的认知疗法有深远的影响。REBT 主要针对我们消极、无益的信念展开治疗。比如，很多人内心深处都抱有"我没用"这个信念，于是想方设法躲避这种信念给自己带来的不愉悦感受。然而，某些情景还是会激活这种感受，进而导致情绪方面的困扰。

再决策疗法

再决策疗法（Redecision Therapy）融合了交流分析理论（Transactional Analysis，TA）和格式塔疗法的元素，由玛丽·古尔丁（Mary Goulding）和鲍勃·古尔丁（Bob Goulding）共同创

---

① "选择理论"强调个人的主观能动性。他人对我们的影响只有信息，我们的情绪都是由自己选择的。套用一句心理治疗界的名言："不是痛苦选择了你，而是你选择了痛苦。"——译者注

立。该方法旨在帮助来访者改变他们从孩童时期起就一直笃信的某些核心信息。

退行疗法

退行疗法（Regression Therapy）通常融合了精神分析和催眠疗法的元素。该疗法的主要原则是：我们的意识存在几个核心层（意识、前意识、潜意识），而治疗师能够通过专业技巧帮助来访者发现过往经历对其潜意识的影响。有些治疗师会分析来访者的"前世"，但并非所有使用退行疗法的治疗师都会在实操中包含这一部分。

倒带技术

"倒带技术"（Rewind Technique）最初叫"视动分离技术"（Visual-Kinesthetic Dissociation Technique），用于神经语言规划疗法。它后来被人类天生法流派的治疗师乔·格里芬（Joe Griffin）和伊万·泰瑞尔（Ivan Tyrrell）发展成一种专门治疗创伤性记忆的医疗方案。

图式疗法

图式疗法（Schema Therapy）由杰弗里·扬创立。该疗法基于扬和认知疗法创始人阿伦·贝克的合作成果。扬发现对某些来访者而言，认知疗法的模式还不够深入，尤其在帮助他们改变所谓的"早期适应不良图式"（maladaptive early schemas）（也就是 CBT 中的"核心信念"）这方面。扬聚焦于这些图式，在不懈努力之下终于寻找到办法，帮助来访者理解这些不良图式如何影响了他们的生活，并迫使他们采取特定的应对方式。图式疗法已经成为帮助来访者解决长期困难的广受认可的疗法。

焦点解决短期疗法

焦点解决短期疗法（Solution-Focused Brief Therapy，SFBT）也叫"焦点解决实践"，在心理治疗之外的很多场合也会用到，比如执教、商业等。史蒂夫·德·沙泽尔（Steve de Shazer）和金伯格英素（Insoo Kim Berg）于 20 世纪 80 年代在美国威斯康星州密尔沃基市创办了短期家庭治疗中心，而 SFBT 就是在该中心日常工作的基础上发展起来的。该疗法专注于来访者拥有的优势和资源，并充分利用这些有利条件来达到既定的目标。

躯体感受疗法（请参考"身体心理疗法"条目）

冥想放松疗法

冥想放松疗法（Sophrology）是一种自助式的治疗方法，它把焦点放在某些动态松弛技术上，以帮助来访者获得平静、专注和放松的感觉。

感觉运动心理疗法(请参考"身体心理疗法"条目)

系统心理疗法(请参考"家庭疗法"条目)

塔拉·罗克帕疗法

塔拉·罗克帕疗法(Tara Rokpa Therapy)融合了西方的心理治疗手段和佛教的传统,30 多年前由阿贡祖古仁波切(Akong Tulku Rinpoche)创立。名称里的"塔拉·罗克帕"是经过英国心理治疗委员会认证的会员机构。

交流分析理论疗法

交流分析理论(Transactional Analysis,TA)也称"沟通分析理论",由艾瑞克·伯恩(Eric Berne)于 20 世纪 50 年代创立,旨在了解人格和人们之间的交流互动方式。该理论其中一个主要的观点是,我们每个人都有 3 种核心的自我状态:父母、成人和儿童。这 3 种状态会不自觉地表现在我们和他人的交流沟通模式之中。

游戏疗法

游戏疗法(Theraplay)是一种聚焦于亲子互动的疗法,通过游戏的方式创造这段关系里能给双方都带来益处的积极改变。

思维场疗法

思维场疗法（Thought Field Therapy，TFT）是一种敲打技术，与 EFT（Emotional Freedom Technique) 类似，但是会在治疗过程中涉及一套更复杂的步骤和算法。

移情焦点心理疗法

移情焦点心理疗法（Transference-Focused Psychotherapy，TFP）在精神分析的基础上做了一些调整，主要在治疗边缘型人格障碍的时候使用。

超个人心理疗法

超个人心理疗法（Transpersonal Psychotherapy）不仅试图帮助我们理解我们所经历的心理挣扎，从而达到心理健康的状态；而且试图拥抱和探索我们的精神自我以及我们不同的意识状态在正常运行时所需的更广泛的精神环境。

创伤集中认知行为疗法

创伤集中认知行为疗法（Trauma-Focused Cognitive Behavioural Therapy，TF-CBT）是一种基于证据的医疗方案，帮助对象是受创伤困扰的儿童和年轻人。为了达到理想的治疗效果，该疗法需要家长的共同参与。

第八章

你对心理治疗有什么样的期待

告诉治疗师你的真实感受，你不妨直说你不知道
该聊什么。治疗师见过很多这样的场面，懂得如何
应对。你只要鼓足勇气按时赴约就好，接下来顺其
自然。

找到心理治疗师，安排第一次预约

前不久我为自己找心理治疗师的时候颇为投入，等我找到了合适的人选，给她发了信息并安排第一次预约之后，我停了下来，突然产生一种不安的感觉，心想："哦，天哪，我竟然真的约了，我该和她说些什么呢？"我有强烈的给她发信息取消预约的冲动，满脑子都是"我不需要见治疗师，我的情况没那么糟糕"之类的想法。在经历过轻微的恐慌后，我清楚地意识到我的来访者在和我预约治疗时会有怎样的感受。我该给他们什么建议？我说什么能帮到他们？我又该对自己说什么，以确保我不取消和治疗师已经约好的面谈？

"感觉到忧虑很正常，这并不意味着你必须取消预约。"

"先试一下，看看情况如何。如果确实不适合你，你也没必要继续。"

"你值得给自己这样一个空间,向某人倾诉你内心的真实感受。"

"也许恐惧正是问题所在:把这种情绪带到治疗室去,勇敢地面对它。如果有必要,边踢边叫也要把它拽过去。"

"告诉治疗师真正开口谈话有多困难。"

我能够理解在焦虑情绪之下,我当时有"情况没那么糟糕,我不需要见心理治疗师"的想法是多么自然。但就像我之前提到过的,我们不一定要等到情况真的很糟糕了才去见治疗师。事实上,早点去和治疗师聊聊是更好的选择。不过,现实生活中的剧本往往不是这样写的,对不对?我们总是已经到了**苦苦挣扎**的阶段才发现自己在挣扎。在劝说自己不要取消和治疗师约好的面谈时,我对心里想着"情况没那么糟糕,还是算了吧"的自己说:"正因为情况还没那么糟糕,你才更应该和治疗师聊聊,这是心理治疗的关键——它关注你现在可以做什么,以保证你继续漂浮在水面上,而不是等到你快溺水身亡了才进行补救。"

初次会话

话虽如此,我在与治疗师进行第一次会话之前的那段时间还是感觉非常担忧。我找到了一种应对方法:每当这种情绪被激活时,我都会保持好奇心,注意观察自己的身体有什么反应。

我还会停下来，深呼吸一口气，告诉自己担忧是很正常的情绪，毕竟我马上要和一个陌生人聊一些非常私密、可能会让我难以启齿的事情。

忧虑是你的神经系统被激活时的一种状态，它意味着你的身体已经为接下来的行动做好准备。我们在一件事到来之前的反应不尽相同。有些人可能会感到恶心，需要频频上厕所；有些人可能易怒、烦躁，睡眠质量欠佳；还有些人可能觉得自己被一团乌云笼罩着。你也许会担心接下来要发生什么，或者有取消预约的想法——你的大脑会冒出无数个理由来支持这个决定，因为你在那一刻觉得很不舒服。不要让这种想法阻挡你，请带着这种不安的情绪与治疗师开诚布公地交流。告诉治疗师你的真实感受，你不妨直说你不知道该聊什么。治疗师见过很多这样的场面，懂得如何应对。你只要鼓足勇气按时赴约就好，接下来顺其自然。你甚至可以告诉治疗师你很想取消这次会话，但最后还是来了。这种坦诚对建立良好的治疗关系真的很有帮助。

告诉治疗师你对这次治疗的期待

治疗师可能会问你对心理治疗有什么期待。他们这样问的目的是对你的情况有个大致了解，这样可以知道如何开启对话来帮助你。人们找治疗师的原因各式各样，有些人跨出这一步是因为听取了别人的建议，自己其实并不是特别想进行心理治疗。这个原因很重要，因为如果你是为了别人才来治疗的，那么你能从治疗中获得的收益必然是有限的。如果你内心深处其实对治疗颇为抗拒，那么你一开始就已经处于劣势。如果你是应法院、社工的要求去治疗，或者你希望通过完成治疗来领取某种福利或补偿，那么你需要和治疗师开诚布公地讨论这部分关键的动机。还是那句话，人们找治疗师的理由各式各样，所以和治疗师讨论你的动机很重要，这样你们双方从一开始就对治疗方向很清楚。如果你们不在一个频道上，沮丧的情绪和混杂的信息在所难免，治疗对你起到的作用可能也会受到影响。举个例子，假设你去看一名 CBT 的治疗师，希望驱散自己的焦虑情绪，以后再也不受它的影响。如果这位治疗师没有充分了解你的期待，或者你们没有一起深入讨论过这个话题，治疗师可能会专注于暴露技术，通过不断暴露的方法来让你脱敏，从而不再对特定的对象感到焦虑。但你却总是把焦虑的情绪推开，尽力让自己分散注意力，因为你觉得你无法直接面对让你感到焦虑的东西，暴露的方法对你不起作用。可悲之处在于，你很可能会觉得自己是个彻底的失败者，因此以后再也不想尝试心理治疗了。

一次会话的时间有多久

就传统心理治疗而言，一次会话的时间在 50 ～ 60 分钟之间。很多治疗师只与来访者聊 50 分钟，在一小时剩余的几分钟里简单做些笔记。但不是所有治疗师都遵循这个模式，有些是会与来访者聊满 60 分钟的。业界对"治疗时间"这个指标从何而来没有定论，对所谓的"标准操作"也没有定论。我在这里想强调的关键信息是：无论治疗师与你聊 50 分钟还是 60 分钟，你预约的那个时间段是属于你的，你的需求必须得到尊重。打个比方，如果你预约了下午两点到三点这一时间段，那么会话时间就是从两点开始，到三点结束。治疗师绝不该过了两点还让你处于等待治疗的境地，除非遇到了不可抗力因素①。同样，治疗师也会预计你在两点钟准时开聊，除非有特殊情况不得不迟到或临时取消。时间设置是会话的边界体现，而边界在疗愈性的关系中至关重要。边界可以为你提供一个可靠、安全、尽可能可预测的空间。因此，如果你安排了一次会话，请确保自己准时出现。比较理想的情况是提早几分钟到达，这样你不会觉得特别赶。同时，你最好在会话的结束时间点和随后的安排之间留出足够的空隙，这样你不用一聊完就急着回去上班，或

---

① 不可抗力是指无法预见、无法避免且无法克服的客观情况。比如治疗师遇上了车祸、地震、抢劫等罕见情形，无法及时赶到治疗室。——译者注

急着做你接下来必须要做的事。

常规治疗时间以外的特例

某些特殊类型的心理治疗——比如 EMDR——一次的会话时间可能需要拓展到 90 分钟,因为治疗师要帮助你消化处理创伤经历。延时的设置可以确保来访者有充分的时间做好准备,安全处理创伤记忆,实现心理"平稳着陆"。对于聚焦创伤的心理治疗来说,治疗师在结束一次的会话之前必须留出足够时间,帮助来访者重新定位,离开过往的创伤时刻,"平稳着陆"到当前这一刻。这一点至关重要。如果治疗师激活来访者的创伤经历,让他们在结束会话之前被记忆和情绪所淹没,却不知道该如何控制这种状态,会给他们造成严重的潜在伤害。这种"平稳着陆"是创伤治疗工作中的重要一环,聚焦创伤的治疗师必须事先经过专门的培训。

英国国家医疗服务体系(National Health Service,NHS)里还有一种特殊的30分钟的"低强度"会话。虽然也被称为治疗,但它与通常意义上的心理治疗会话不太一样。在一次低强度会话里,来访者和治疗师会先回顾上次会话时设置的任务以及随后遇到的问题,然后就下一个目标展开工作。这种低强度治疗的重点在于它会提供一些关于心理健康、情绪等方面的信息;设置一些可实现的短期目标,以及帮助来访者学习一些新的策略以实现这些目标。①

　　这是科技迫使我们在心理救助方面拓宽服务范围的一种体现。并不是每个人都需要一小时一次的深入"心理治疗"。对某些人来说，多了解一些自己当下的经历，知道什么应对策略能帮到自己，也就够了。一个典型的例子是忧虑和侵入性的想法。我们很多人一旦有什么忧虑，或是某个自己不喜欢的想法，本能的反应总是把它屏蔽掉，不再去想它。但这只会导致同样的想法不停反弹，因为就像我们之前提到的"粉色大象"试验说明的那样，"讽刺进程理论"的力量非常强大。几次线上的或面对面的"低强度"会话可以帮助来访者了解想法和忧虑是如何运作的，以及我们可以如何有效地控制它们。对某些人来说，这可能就是他们现阶段所需要的全部了。总之，尽早看心理治疗师是一种重要的预防手段，可以避免问题在将来变得愈发严重。

我需要进行多少次会话

　　我经常被问到这个问题："我需要进行多少次会话？"来访

――――――――――

① 中国也有这种 30 分钟的"低强度"版的会话，我们通常称之为倾听服务。倾听师的工作重点同样包括设置一些可实现的短期目标，以及提供一些策略和建议，帮助来电者实现这些目标。和英国国家医疗服务体系不同的地方在于，中国的倾听服务目前仅限于电话。――译者注

者想知道治疗的周期有多长，需要为多少次的会话留出预算。我们的大脑总是渴望确定性，想预测接下来会发生的事情。但这个问题的答案很少在一开始就清晰明了，因为心理治疗是非常个人化的体验，每个人的具体情况都不一样。

不过，这当然是个合乎情理的问题，毕竟心理治疗不便宜。如果你在第一次会话时就要治疗师给你一个确切的数字，他们可能说不上来，但他们大多会让你先进行三到六次会话，然后再进行评估。如果你在一次会话之后觉得与治疗师没有产生任何共鸣，彼此实在不匹配，你可以立刻结束，不必继续尝试。优秀的治疗师肯定能够判断你们双方是否能够建立起一段和谐融洽的关系。如果双方不匹配，这位治疗师会提供一些备选方案，帮助你另找一位治疗师。

我还想说的是，第一次会话时你可能深感不安，而研究已经证实，当我们感到不安的时候，我们会把不具威胁性的、中性的事物视为不友好的、令人厌恶的东西。因此，如果我们处于焦虑的状态，我们对于事物的第一印象可能过于负面。当你在下判断的时候切记这一点。

有数据显示，对某些来访者而言，一到两次的会话已经足以让他们释放情绪、聚焦真正的问题所在，然后他们就会离开并自行解决问题。据临床心理学家迈克尔·霍伊特（Michael Hoyt）的研究数据估计，有20%～40%的来访者在只进行一次会话后就不再继续了。有些治疗师已经开始使用温迪·德莱顿

（Windy Dryden）设计的单次会话模式，他们仅仅在必要时为来访者提供一次会话，而不是一开始就让他们承诺进行多少次治疗。一些大学院校就是以这种方式为学生提供会话服务的。

尽管没有清晰的原则规定你需要做多少次会话，我还是可以根据自己的临床经验来为你提供一些大概的数字。当然，这些数字纯粹基于我的个人经验，其他治疗师也许会有不同的看法。

我建议通过两到三次会话来判断你与治疗师的关系是否和谐融洽，以及这种治疗流派和模式是否适合你；六次会话来判断变化的可能性，以及治疗如何能帮到你；八到十八次会话来实现情绪、想法和行为的转变；十八次以上的会话来解决更深层次的问题。这些数字只是基于我的工作方式，而我主要使用EMDR、BSP 和 CBT。我的某些来访者在第十次会话时感受到了深切、重大的变化，另一些来访者在第六次会话时就有了更好的体验。还有一些来访者完成了高强度的深层次工作，在第十八次会话时感受到了深刻的变化。具体治疗效果取决于来访者本人、待解决的问题、来访者与我之间建立的关系以及治疗的种类，因此很抱歉，我真的无法在这里给出一个会话次数的准确数字。其他类型的治疗，比如精神分析，相对更加注重获得见解，谈话往往更加深入，治疗周期也就更长。这只是不同的工作方法而已，不存在孰对孰错的说法。

我想在这里强调的是，虽然一方面治疗不该让你觉得是个没完没了的过程,但另一方面你也不该指望治疗很快就能解决你的问题。说到底,做足心理建设,让你的脑袋按自己的节奏来消化每次治疗的会话内容,才是明智的选择。这样肯定比你逼迫自己匆忙完成整个治疗疗程效果要好。就像家居装修一样,我们应该把心理治疗、照顾好自己的情绪健康看成定期的维修行为,而不是只做一次的、让我们感到压力很大的拓展业务。你越是保持好奇心和不加评判的态度,你就越能忍受不确定因素,而你的改变也就越快发生。

我在好起来之前会感觉更糟吗

这是个重要的问题。回答既是"是",也是"否"。你可能会留意到负面的感受,但你也可能会经历"宽慰"这种罕见的情绪。和生活里的很多事物一样,这个问题不像表面上看起来那么简单明了,或者说那么黑白分明。说到底,心理治疗是引导你在自己所处的特定关系和环境的背景下学习观察、理解和控制你自己的思想和行为的过程。这里的"关系"和"环境"可以包含更广义的让你产生联结感的地方、人物和生活。

随着你逐渐留意并开始剖析你的感受、想法、行为和关系,你可能会对自己的发现做出反应。正是在这个阶段,你也许会觉得自己被情绪淹没,困惑、沮丧甚至看不到希望。你还可能对留意自己的想法这个过程本身有想法。比如"留意自己的想法只会让我更清晰地意识到它们的存在，结果我却感觉更糟了""我不喜欢胸中的这种感觉，我为什么要更清楚地了解它的存在？""我不想讨论这个问题，我只希望它快点走开。如果心理治疗只会让我更关注我想忽视的东西，我为什么还要进行治疗？"这些都是真实的评论和想法。正是它们使心理治疗成为一把典型的双刃剑，既重要但又很棘手。

　　心理治疗要求我们观察我们想无视的东西，并且分析我们企图逃避它的原因，这样我们才会知道，这个东西并不会伤害我们。比如聚焦创伤的心理治疗，它的核心是向来访者展示：你不需要被记忆所折磨。你可以学着把它看成仅仅是一段记忆，而不是创伤事件在此时此刻再次发生的迹象。创伤治疗帮助你处理身体内部非常真实的物理激活反应，也就是让你觉得自己是在当前的环境下对同一创伤事件再次做出回应的激活反应。创伤治疗的成功结果意味着当你的创伤记忆被触发时，你明确知道这是发生在过去的事，因此你的身体不会做出过度的反应，仿佛你在应对当前发生的创伤事件一般。你的大脑知道事情已经过去，并且在存储记忆时附带了正确的时间和日期信息。这种治疗工作能够彻底改变某些人的生活，尤其是那些动不动就被触发不舒服的感受而总是需要回避各种事物的人。

　　成功的创伤治疗能够解除你的桎梏，让你不再生活在恐惧和逃避中。要做到这一点，治疗师和来访者必须精诚合作，先要确定来访者的忍受度在什么水平上。一个很有效的方法是所

谓的"忍受窗口"（window of tolerance）模型。我们每个人都有
自己的忍受水平，如果受到的刺激不在这个水平范围内，我们
就会走向两个极端：一是会感到愤怒、恐慌、被情绪淹没；二
是不够亢奋、无聊、没精打采、缺乏动力。每个人的情况都不
一样，这很正常。对某些人来说，仅仅是开始一次谈话、向治
疗师说一声"你好"，就会让他们瞬间达到"忍受窗口"的顶
端。这没有关系。重要的是留意自己的感觉。它可能会以各种
形式出现，比如这种想法："我驾驭不了，我想停止。"再比如
这种物理感觉：你感觉到肾上腺素嗖嗖地往头上冲。你还可能
觉得心跳加速，胸口砰砰作响。无论是哪种表现形式，注意观
察。暂停一下，没事的。你正处在自己"忍受窗口"的顶端，
你完全可以对自己说："且慢，我需要静一静。"学会让自己好
受一些其实就是学会让自己不再害怕那些情绪。心理治疗的核
心是创造一个安全的空间，让你可以在这个空间里面学会面对
自己的情绪。

对改变的恐惧

另一个常见的问题是很多人想好起来，但却很难做出改变。
具体的表现形式也许是不那么明显的回避，或者立刻对治疗师
与我们讨论的内容嗤之以鼻。它还可能体现在忘记或拖延我们
在之前某次谈话中和治疗师说好要做的难事。我们没有履行承

诺这个事实会触发我们对自己或对治疗的失望,然后我们可能会彻底放弃。我们也许对再次尝试心理治疗不抱希望,因为在我们的眼中,这次的经历是个巨大的失败,不值得再来一次。

用不同的方式做事会给自己带来什么样的忧虑?或者如果自己确实做了改变,生活会变成什么样子?做出这样的思考总归还是有益的。改变对你而言意味着什么?如果你是那种为了控制焦虑情绪需要花很长时间完成各种仪式的人,一旦你做出改变,花在仪式上的时间都空出来了,你会用它来干什么?也许不确定和混乱的感觉犹如一个巨大的黑洞,而你不想陷入这个黑洞中,所以还是屈服于仪式比较简单。起码它们比较确定,你不用考虑如果不完成这些仪式,可能需要面对什么浮出水面的问题。

如果你做出改变,生活会有什么不同?这个问题值得仔细考虑。你的伴侣、朋友和家人会对你做出不同的反应吗?他们会注意到你的改变吗?如果你改变后的行为让你和周围的人产生冲突,你该怎么办?

举个例子:一位女士有很严重的强迫行为,总要完成各种仪式以求心安。每天晚上她都反复检查煤气灶和水龙头是否已经关闭,前门是否已经锁好。她的这种行为当然影响着她的伴侣。他现在已经习惯了一到晚上就要不停和她确认,她已经关掉了煤气灶和水龙头,已经锁好了前门。她依然不停地问他,因为这是仪式的一部分。他的回答让她得到安慰,也就意味着她的焦虑有所缓解，直到这种焦虑情绪再次被触发，整个寻求安慰的过程周而复始。很自然地，这位先生觉得自己对伴侣而言相当重要，因为他能让她平静下来。他喜欢这种感觉，他真真切切地感受到自己被对方需要。在这段关系中，男士是更有自信的那一位，女士则是缺乏自信的那一位，她信任他多过信任自己。

在很大程度上，他们的关系依赖于这位女士的焦虑和她的伴侣给她带来的安慰。在某些人际关系中，这种情况可能导致具有破坏性的后果，因为强势的一方可以有意或无意地利用这一点来控制弱势的一方。

随着治疗的逐步深入，这位女士的情况有所改观。她开始学着信任自己，渐渐可以独自忍受焦虑情绪，不再第一时间就向伴侣寻求安慰。他起初松了一口气，但不久就开始有种失落感，觉得自己不再被伴侣需要。她日益增长的自信让他觉得自己失去了她。结果，随着她越来越自信，他却变得越来越不自信。这时，关系中的动态变化可能会给伴侣带来麻烦。但事态并不一定要如此发展。如果这位男士提前做好心理建设，知道情况会发生改变，自己的伴侣会尝试一些不同的策略，可能变得越来越自信，不再像以前那么依赖他，但这并不意味着她不再关心他了，那他就能更好地在她的成长道路上支持她。

如何从心理治疗中获得最大收益

如果你自己掏腰包支付私人心理治疗的服务费用，也许你的经济状况不允许你进行为了达到最佳治疗效果需要做的长期治疗。即使你遇到了这样的问题，你还是可以运用一些办法从你次数有限的心理治疗中获得尽可能大的收益。

准　备

用最适合你的方式（比如涂鸦、语音消息或短信）记录下让你苦苦挣扎的事。不要担心语法是否正确，逻辑是否通顺，列表是否清晰。如果你愿意，可以使用在第四章中介绍过的表述圆圈来为自己注意到的东西排序，但这并非必需的步骤。记录下你希望心理治疗能帮到你的地方，即使这在目前看来没什么可能。

如果在这样做的过程中你感到不舒服，留意一下身体里的哪个部位有明显感受。暂停下来，必要的话可以稍事休息。切记，这只是你身体里的一种感觉，它并不一定意味着有什么糟糕的事发生。观察，贴标签，接受。这种情形很正常，你完全可以有这样的感觉。

降低你对第一次会话效果的期待。只要准时到达治疗室就好，不用担心你会如何表达自己的想法，或者某些信息会以什么样的方式说出来。即使你觉得不知道该说什么好，也请你带着这份困惑，在治疗室这个安全的空间里与治疗师开诚布公地进行交流。

梳理消化

我们平时不会刻意停下来去花时间梳理自己的所感所想。这很正常。请记住，如果一开始找不到什么具体词汇来描述你的感受，不用担心。随着你开始留意并理解你自己的情绪运作系统，合适的语言会出现的。

每次会话结束后，请给你自己留出一些时间和空间来消化在会话中谈论的内容。日常生活有时会成为一种阻碍，因为各种各样的琐事都会占据你的时间，如果你一离开治疗室就把刚才的会话立刻抛诸脑后，直到下次会话时才继续思考之前谈论的内容，那么治疗的效果不会太理想。如果确实发生了这种情况也无须自责，毕竟人都是有惰性的，我们或多或少都遇到过这个问题。你可以在一次会话结束后立刻记下那些让你印象深刻的点，或者你觉得重要的任何内容。你也可以在当天的晚些时候回想一下这次会话的过程。我建议你准备好笔记本、A4 文件夹或日记本，专门用来存放和心理治疗相关的笔记。这样能帮助你较为客观地记录治疗中说过的话，以及某些你当时觉得没想通或不太"对劲"，但随着会话不断深入以后可以再回过头来查看的内容。这份重要文件不仅记录你的变化过程，同时提醒你在生活中压力特别大的艰难时期可以采取何种策略。

行　动

在 CBT 里，"行动"是变化的重要环节。改变行为实际上就是行动起来，尝试新的行为，看看会发生什么。这也是其他疗法的重要组成部分，是治疗工作中来自实践经验的环节。但行动很容易被忽略，而且逃避也经常会成为一种阻碍。使用 CBT 的治疗师通常会布置"家庭作业"或治疗时间以外的任务，这样就可以帮助来访者勇敢面对再自然不过的拖延和逃避的问题。

设定目标对行动很有帮助，但如今的"设定目标"有个明显不同于以往的转折：目标更多地转向了看不见摸不着的价值取向。这是 ACT 的主要部分。你要先明确你看重的价值——比如"家庭""和朋友的良好关系"以及"为我所在的社区尽一份力"。然后你再明确你可以做的、符合以上某一价值取向的事情，比如安排一天时间和你的家人出游，确保大家可以共度美好时光。

治疗过程中的"实践经验"或"行动"环节对产生变化相当重要。它是理智上知道某件事与真正感受过、经历过这件事之间的区别。我经常用悲痛来举例。如果你失去了一位心爱的人，你亲身经历的巨大悲痛与认知层面上了解的悲痛完全不可同日而语。

治疗频率及治疗暂停

如果每周一次的会话频率超出了你的承受范围，务必让治疗师知道，而不要一句话都不说就彻底离开。每个人处理信息的方式和速度都不一样。如果我的某些来访者情况有所好转，开始能够自己掌控大多数的事情，我就会减少治疗次数，从每周一次调整到每两周一次或每三周一次。心理治疗应该是个动态的过程，根据你的实际需要及时做出调整。记得与治疗师坦诚地讨论你的需求和顾虑，以确保治疗对你起作用。此外，暂停治疗也不失为一种有效的做法。我的一些来访者曾经在与我进行了高强度治疗后暂停了几个月，甚至一两年，然后继续开展下一阶段的高强度治疗。在暂停期间，他们注重于"行动"，做出了明显的改变，并且持之以恒，让这些变化彻底"嵌入"他们。这是一种非常有效的做法，可以产生长久的、可持续的变化。

结束治疗

我发现我参与的英国国家医疗服务体系中的心理治疗与我私人诊所里的治疗有明显的区别，尤其是在既定过程方面。英国国家医疗服务体系有它的运作方式，会为许多来访者安排明确的治疗开始时间和治疗结束时间。但在私人诊所里，一般不会有这么明确的时间点^①。虽然经济情况经常占主要原因，但从总体来说，私人诊所的来访者在治疗的开始、结束时间方面确实是比英国国家医疗服务体系中的来访者拥有更大的自由度，而这并没有什么不妥的。尽管如此，与治疗师提前讨论结束事宜、做好相应的计划肯定是明智的选择，而不要前一天还在治疗第二天就突然停止。绝大多数的治疗师都希望你能按计划结束治疗。可以说结束治疗的重要性不亚于第一次会话。在治疗过程中从未出现的问题可能会在结束时冒出来，又或者有些问题曾经在治疗过程中讨论过，但直到结束即将来临的那一刻，来访者才强烈地切身感受到。就像我上面提过的，理智上知道某件事与真正感受过、经历过这件事之间存在着区别。结束治疗会带来一种失去和分离的感觉，还会引起对未来或对自己故态复萌的恐惧感。这些问题都需要正视，但它们可能比你想象中的更容易解决。如果你对治疗疗程的结束感到焦虑，记得告诉治疗师。有这种感觉是很正常的。

---

① 虽然英国国家医疗服务体系的情况不适用于中国的医疗卫生服务体系，但作者此处提到的差别在两国基本一致。中国的情况也是医院的心理治疗服务通常有明确的时间点，而私人诊所的心理治疗服务有着较大的自由度。私人诊所的治疗师一般不会立刻确定治疗的结束日期，展开工作后可根据来访者的具体情况再进行确定或调整。——译者注

CHAPTER

N INE

第九章

在心理治疗中会遇到哪些问题

也许你没有感到明显的好转，但比起以前，某些情况还是发生了细微的变化。这可能是一些看起来特别不起眼的事，比如相信自己确实想获得帮助。改变需要时间，而细微的变化可能会在大脑里创造持久性的改变。

一位来访者对一次糟糕治疗经历的看法

我和治疗师面对面坐着，但因为房间很大，所以感觉上他离我很远。他穿着牛仔裤，两条长腿充分伸展开来，呈交叉的 X 状。他什么也没说。我觉得不舒服，而且十分困惑。我应该做什么？我应该说什么？我从哪里开始？难道治疗师想让来访者立刻就产生困惑和懊恼的情绪，然后看他们如何反应？这怎么可能对来访者有帮助呢？

我没好气地说了一句："我不知道该说什么。"

他带着那种似乎不怎么喜欢我的眼神打量我。

"呃，你来这里是要做个评估的。你的医生认为你在饮食方面有些困难，但你还经历了其他事情，比如你在窗户那里听到的声音。你对此有什么要说的吗？"

"是的，没错。"

"你想说说你在饮食方面的困难吗？"

我耸了耸肩。"好吧，应该可以。有时我会疯狂地吃东西，然后再疯狂地喝，为了把之前吃下去的东西全都吐出来。我会按固定的顺序吃东西，这样我稍后就能辨别是不是已经把所有的东西都吐了出来。有时我什么也不吃，这取决于我当时处在什么阶段。"

我不记得那次治疗剩余部分的内容了。我只记得他有多么冷漠。

他给我的医生写了一封信，说我不适合他的那种心理治疗。我永远不会忘记在提到我的饮食问题的那段文字中，他怎样曲解了我在会话时对他说的原话。他写道："她有酗酒的行为。"在我看来，"疯狂地喝"明显是指我通过疯狂喝水、果汁或牛奶来催吐食物，但在他眼中就变成了疯狂喝酒。因此，他对我有一个错误的假定。如果他真的仔细听我说了什么，他肯定会得出结论：一个像我这样对热量过度在意的人，根本不可能喝酒。我会不惜一切代价减少热量的摄入。酒所含的是没有营养价值的空热量，我完全不予考虑。而且我还因为其他原因很讨厌酒，在我看来它是个危害极大的化学品——它毁了我父母的婚姻。这位治疗师对这些信息一无所知，但仍然在笔记中写下了他的假定（"酗酒"）。我知道我没法挑战他的观点，因为谁会信我而不信他呢？我不过是个有明显症状的精神病患者罢了。

通过这个例子可以看出，治疗师需要特别留意第一次会话对来访者来说有多不舒服这一点，然后用适当的办法帮助他们逐渐适应。切记检查自己的预设立场，尤其是在为来访者记录病情笔记的时候，要尽量确保自己的话准确无误，还要注意自己对来访者的态度。

对自己给来访者留下的印象要多多上心。现代神经科学告诉我们，遭受童年不良经历的来访者已经习惯了在不可预测、具有威胁性的环境下生活。因此，他们对任何潜在威胁都高度警惕。这种高度警惕的状态使得连中性环境也显得充满威胁性。你有没有注意到，当你感到焦虑的时候，你的感觉会比平时更加敏锐，而你也会更迅速地对事物进行评估和判断？比如，你觉得晚上关灯睡觉再正常不过，而某一个晚上，当你看完一部恐怖片或惊悚片后，你关掉灯，屋里漆黑一片，你立刻觉得那种黑暗极具威胁性，于是你飞速上床，躲进被窝。

当我们感到焦虑时，我们甚至会把某人脸上的一个中性表情曲解为带有明显的威胁性。

如果我有自杀倾向，能看心理治疗师吗

这听起来真是个奇怪的问题，不是吗？你可能认为如果你已经挣扎到了想自杀的程度，当然应该赶紧看心理治疗师。但事实上，不少治疗师会说如果你有自杀倾向，你并不适合做心理治疗，因为治疗是一项非常辛苦的工作，需要在精神状态稳定的前提下进行。如果你确实有自杀倾向，你会被转移到危机处理小组，而不是接受心理治疗服务。从某种意义上来说，这是正确的做法。即刻的、短期的救援和长期的、细致的支持确实不同，前者偏向危机处理，后者偏向心理治疗。但问题在于，危机处理小组存在人员短缺的情况，只能为求助者提供最微弱的支持。他们一般不聘请心理治疗师，那些面对危机需要帮助的人也就没有一个安全的空间来释放情绪、讨论自己遇到的问题。目前的普遍做法是，治疗师和辅导员会先对来访者进行风险评估，再把有自杀倾向的人转介给危机处理小组。正因为缺乏直接和这类来访者展开工作的经验，治疗师非但没有表现得娴熟、平静、自信，反而会显得非常惊慌、不知所措，不能真正帮到有自杀倾向的人。

理想的状况是在危机救援和治疗服务之间能有一种更顺畅的衔接，并且在危机处理小组内部有更多的心理治疗支持。但从总体上来看，我们也需要一个紧急心理健康服务机构，让人们因为情绪问题而苦苦挣扎，以至于被送到急诊室的情况不再

出现。另一方面，我们需要更早地为大家提供支持和治疗服务，而不是等到人们已经在考虑自杀时才出手救助。

截至 2019 年新冠肺炎疫情爆发之前，自杀是英国 50 岁以下男性死亡的主要原因。2019 年，英格兰和威尔士有 5691 起登记在案的自杀案例。这个数字只包括被明确记录为自杀的案例，所以实际的自杀数字肯定会更高，毕竟很多自杀行为都被记录为"意外死亡"或"不幸遭遇"。死因调查的步骤会判定死者是否有意结束自己的生命，而一个人的意图往往是很难判断的。很多死者在跨出最后一步前不会告诉任何人自己的自杀意图。在被登记为自杀案例的 5691 人当中，四分之三为男性。每一个案例都有其独特的不幸。每当我看到某人死于某地的新闻，如果有"该死亡无可疑情形"这样的描述时，我都会感到特别悲伤。这句话意味着死者很可能选择了自杀。但新闻往往就此打住，不会再报道更多关于这个人的消息。明星是例外，因为大家都对明星是怎么死的充满了好奇。但那些普通人呢？他们独自背负着痛苦，认为任何事物、任何人都帮不了他们，最后走上了不归路，我们就应该忘了他们吗？设法记录下他们生前的故事难道就不重要吗？也许如此吧，连当事人都不在了，我们还怎么能通过了解来做出判断呢？我认为我们应该更早地发问，从而更好地聆听人们的故事。

从上面的例子可以看出来，这是让很多治疗师感到挣扎的地方，也是治疗服务机构比较薄弱的环节。英国心理咨询和心理治疗协会（British Association for Counselling and Psychotherapy，BACP）制定了关于如何与有自杀倾向的来访者展开工作的指导方针，给予治疗师一些具体的建议，让他们知道如何切实地帮助这类特殊的来访者。这些建议包括标准的风险评估，比如对来访者自杀意图和过往自杀史的评估，对能够让来访者继续活下去的保护因素的评估，等等；以及与来访者一起制定安全计划。与此同时，指导方针还强调了一点：要为来访者提供一个安全的空间，让他们可以讨论和探索自己的想法、感受及其背后的意义，而不用担心自己被评判。

治疗师不宜与有自杀倾向的来访者开始一段聚焦创伤的心理治疗，这么说当然没问题，但这并不意味着治疗师没有选择。你可以和来访者一起努力，帮助他们控制情绪，把精神状态稳定下来。我始终笃信我们不应该把来访者拒之门外，简单粗暴地说他们不适合心理治疗。我们应该有足够的技能在他们最低潮的时候为他们提供支持。当然，例外在所难免，比如某位来访者已经展开自杀行动、需要立即得到紧急救助的时候；或者治疗师缺乏相关的培训，不知道该如何应对有自杀倾向的来访者，完全不能胜任工作的时候。话说回来，我真心觉得这种培训对所有治疗师都应该是强制进行的。

涉及自杀的想法和情绪会让我们感到惊恐、不知所措。在这样的情况下，当事人会担心自己让身边的人也感到惊恐，于是他们把自己的感受隐藏起来，什么也不想说。这种人为的隔离会让当事人感到更加孤独无助，他们的情绪随之进一步恶化。因此，男性很难开口谈论自己的情感、男性的自杀率要高于女性，这些事实绝不只是巧合。男性对谈论感情的恐惧足以致命。

影响医务人员和公众人物的双重羞耻感

1998 年 10 月一个刮着大风的早晨，我的伴侣理查德（Richard）和我坐在我们合租的房子的楼梯底部。他坐在第二级台阶上，头埋在手里，我坐在地板上，背靠着墙。我们在等一个电话。

"我想我还是愿意在一家商店里工作。"

"当然了，"我面带微笑，尽量不让自己的满心希望给他制造更多压力，"你可以的。"

"问题是我不可以——我应该成为一名医生。"

在这段对话仅仅 6 周后，他就结束了自己的生命。

理查德从 14 岁起就饱受抑郁症和强迫症的折磨。他的智慧、个性和家庭传统让他选择了一份能无限放大责任感和正义感的工作，而他原本就是个十分有担当、正义感爆棚的人。他的父母和兄弟都是医生，"当医生才是正确的选择"这种压力对他来说无比真实。但那些囚禁我们的看不见的牢笼往往具有强大的杀伤力。恐怕没有什么比抑郁症更能验证这一点。抑郁症不是三言两语就可以说清楚的。它是很多迹象和症状的集合体,原因五花八门,会影响各式各样的人,而我们每个人患上和克服抑郁症的经过都不尽相同。但无论哪种具体情形,抑郁症都有一个可怕的关键特征:它让我们看不到希望。一旦有了这种感觉,我们就被抑郁症牵着鼻子走。这个时候,"有什么意义吗?"的疑问变成了"一切都没有意义,事情永远不会发生改变"和"即使事情会改变,也不再重要了,因为抑郁症会卷土重来,我永远都躲不开"的信念。

这不只是一个想法而已。这种信念变成了一种让你的身体和心理双双进入关闭状态的真实感受。但在这样的时刻,我们所不知道的,并且抑郁症也阻止我们看到的一点是,这些感受会随着时间的推移发生变化。没错,问题总会出现,但其他一系列的事情也会出现:好的、坏的、积极向上的、无与伦比的、令人恼火的、激励人心的、充满爱意的等等。通常情况下,我们对生活中正在发生的事情的**感受**可以——并且确实会——随着时间的推移发生改变。但当我们被抑郁症折磨的时候,我们总是告诉自己以后会永远感到抑郁。抑郁症需要绝对性,因为它不能容忍丝毫的不确定性。

如果你注意到这种感受,切记这是抑郁症躲在一个看不到光明的黑暗角落里和你对话。请一定要让别人知晓你的情况。

如果恐惧的情绪占据了你的大脑，你不敢对任何人倾诉，怕他们评判你，怕求助意味着你无能，或者怕某件坏事会发生，那么请相信一点：恐惧不是你的敌人。事实上，恐惧就是你的能量所在。

　　想象一下此时你拿起电话给撒玛利亚会（Samaritans）[①] 拨号的情形。你是不是有"我做不到！"或"我不知道该说什么！"的想法？留意你身体中心的冲动，以及肠道被什么东西紧紧抓住的那种感觉。总之，对你身体此刻的反应进行仔细观察。那是你的神经系统被激活的迹象，也就是所谓的能量。跟着这团未知的能量走下去。拿起电话，解开锁定，然后把电话放下。再拿起电话，解开锁定，接着开始拨号。可以是撒玛利亚会的号码，也可以是其他某位专业人士的号码。告诉他们你在苦苦挣扎，你感到害羞。羞耻感会迫使我们保持沉默、继续独自挣扎，但当我们说出它的名字并进行公开讨论时，羞耻感就会败下阵来。再次留意你身体此刻的反应。你肚子里那种扭曲的、反复啮咬你的感觉，或者你内心的痛苦感觉，统统注意观察。这些就是激活反应，是能量。尝试着静静地和这种能量共处，不要给它贴上负面标签。

　　我知道这不容易做到，我也知道每个人的情况不尽相同。

---

① 英国慈善团体，为患有严重抑郁和有自杀倾向的人提供热线电话谈心服务。——译者注

我刚才写的这些话不会让每一位读者都产生共鸣,但万一有人在这一刻需要听到这番话,请允许我再强调一次:你值得被拯救。你乐意给别人提供的帮助,也请慷慨地提供给你自己。千万不要剥夺自己接受帮助的权利。

不知道没有问题,不确定也没有问题。抑郁症相信事情再也不会发生改变,因为它讨厌不确定性。但不确定性不是我们的敌人。事情确实会发生改变,而有时我们对此什么也做不了。学会放手,不要试图去控制你改变不了的事情。

医务人员很擅长向别人灌输"寻求帮助很重要"这个理念。我们会说:"不要独自在沉默中忍受痛苦""状态不好很正常,完全可以接受""找个人聊聊"。但对别人说这些话远比我们自己付诸行动要容易。我经常和来访者讨论这个话题,他们总说他们会用这番道理去安慰朋友,但放在自己身上就是另一回事了。他们觉得不能开口讨论自己的情况,不能告诉任何人,没有人会真正聆听,又或者他们不知道该说些什么。他们还担心自己的工作会受到影响。

我们需要提醒自己天塌不下来。

我们对心理健康到底是什么、不是什么的判断在这种情况下是相关的。由于害怕被他人视为"疯癫的"或"软弱的",我们不敢谈论自己的感受。正是因为这种恐惧,我们把情绪灾难化,一看到别人在挣扎我们的内心就不由自主地恐慌。我们的默认应对方式是逃避和分散注意力,尽量远离情绪,直到有些问题越来越严重，在某个节点终于爆发出来为止。结果，有些人酗酒、吸毒，有些人患上强迫症，有些人出现进食障碍，还有些人通过体育竞赛来疯狂发泄。我们都会找到自己的应对内心冲突的方式，而且事态会持续往这个方向发展。我们从不正视明摆在那里的问题：情绪，以及如何真正管理情绪。

我知道这种表述过于笼统。不少医务人员已经在积极寻求帮助，目前也确实可以见到比以前更多的理解和支持。但许多专业人士，尤其是——尽管不只是——医务人员，依然觉得寻求帮助是他们会提醒别人做的事，自己却做不到。克莱尔·杰拉达（Clare Gerada）博士在她关于医生和心理健康的文章中指出，"帮帮我"是极其难说出口的话。杰拉达博士自从2008年起就引领着 NHS 的从业者健康计划。该计划是在2000年达克莎·埃姆森（Daksha Emson）医生和她的女儿弗雷娅（Freya）去世后启动的[①]，旨在为医生提供心理支持和治疗服务。

职业医学协会（Society of Occupational Medicine）2018年的一份报告发现，医生自杀和心理健康状况糟糕的风险比普通大众高。报告没有停留于此，还深入挖掘了其背后的原因。报告发现，工作与生活之间的严重失调、过长的工作时间、过重的工作负担和不时发生的霸凌、骚扰事件，催生了一种特殊的

---

① 达克莎·埃姆森是一名精神科医生，因心理健康问题于2000年10月9日自杀，一并带走了当时仅3个月大的女儿弗雷娅。——译者注

职场文化——医生觉得自己必须"闭嘴忍受",否则他们会被视为软弱的、不会应对压力的失败者。医生就在这样的高压下默默挣扎,直到发生悲剧、来不及挽救的那一刻。执笔这份报告的心理学家们特地指出,尽管此报告针对于医生,但报告的发现同样适用于其他职业。

Survivingwork.org 和 survivingworkinhealth.org 网站报道了近期对"改善获得心理治疗的机会"(Improving Access to Psychological Therapies,IAPT)运动工作者的一项调查。该调查发现,工作者的福祉受到了案件数量和产生成果的压力的影响。

我们对自己和他人的期望会促使我们进入这样一种状态:我们觉得自己必须有能力应对所有压力,如果做不到,那就意味着我们很软弱,我们失败了。这种想法不可取。当工作量多到无法驾驭、工作人员感到压力重重的时候,我们应该重新审视自己的期望值和工作安排,而不是教人如何进行时间管理,并要求他们尽快地恢复状态。是时候动员大家一起好好地开展对话、面对现实了:我们作为人类在一天之中只能处理和应对有限的问题,并且不同的人的限度也不尽相同。

那些职高位重,觉得自己知道应该怎么做,并且应该对困难免疫的人,请记住:你也是人,你不可能对困难免疫。别忘了 2019 年 9 月格雷戈里·伊尔斯(Gregory Eells)的自杀。伊尔斯是宾夕法尼亚大学心理咨询和心理治疗服务部门的负责人。他没有对困难免疫。没人能对困难免疫。

心理治疗师史黛丝·弗里丹塔尔（Stacey Freedenthal）曾经撰文分享过她当年有自杀倾向时的痛苦挣扎。她也没有对困难免疫。没人能对困难免疫。

上文提到的 2019 年自杀身亡的 5691 人同样没有对困难免疫。没人能对困难免疫。

公众视野里的心理健康

2019 年，英国著名电视主持搭档安特（Ant）和德克（Dec）在他们的 ITV ① 黄金时段节目中暂停了原有的节目安排，就照顾好我们的心理健康的重要性这个话题发表了一番声明。差不多同一时间，威廉王子和哈利王子也公开讨论了他们曾经经历过的挣扎。他们可是著名的主持人和英国皇室的代表人物，在主流的电视频道讨论一个以前被视为禁忌的话题。这是我们社会文化发展历史中的重要一刻，它在很大程度上使普通大众对"心理健康"这个概念有所了解，也让大家对是否可以讨论这个话题有了认识。这些名人勇敢发声，鼓励我们讨论心理健康问题。很显然，我们需要一直汲取这样的信息，直到我们可以真正付诸实践的那一刻。这才是有难度的部分。只说"可以讨论"

---

① 即 Independent Television（英国独立电视台），简称 ITV。它是英国第二大无线电视经营商，BBC（英国广播公司）的主要竞争对手。和 BBC 类似，ITV 在中文语境里一般也直接使用英语简称。——译者注

比真正开口讨论你自己的感受要难得多。

2020 年 9 月，电视主持人、前英格兰板球队员弗雷迪·弗林托夫（Freddie Flintoff）在 BBC 一台的 9 点档节目中谈论了自己患有暴食症的问题。通过纪录片的片段，你可以看到弗雷迪在谈论自己的"应对策略"和未来是否有可能做出改变时内心的强烈冲突。这对他来说显然是件恐怖的事，而我们很多人可能也有过同样的感受。我们都曾听过"你可以寻求帮助，你可以改变"这样的话，但行动和道理是两回事，真正跨出那一步的时候，你会觉得自己马上要下火车，但好像突然失足掉到一个无底洞里。我们能够听出弗雷迪言语中的恐惧："我知道寻求帮助是最好的选择，但是为什么我依然没有行动呢？"

恐惧。没错，就是恐惧，肯定不是软弱。对展现自己脆弱一面的恐惧，对失去控制的恐惧，但这种恐惧与软弱完全相反。多年来我们一直把脆弱和软弱相提并论。我们集体性地害怕脆弱，并且拿脆弱来羞辱自己和他人。弗雷迪在还是板球运动员时就因为体重问题被八卦小报公开羞辱，在那以后他一想到要对他人袒露心声，展现出自己脆弱的一面，他就会感到恐惧。

就像弗雷迪所说的，"能够说出来就是一种力量。"正视高速旋转的漩涡，不去想如果事态未能如你所愿接下来会发生什么，大胆地跨出那一步，这才是有力量的体现。你不是孤军奋战。你没有错。不要让羞耻把你困在沉默里。大胆地说出来。

　　听到类似的名人故事对我们来说肯定是有帮助的。除了弗雷迪·弗林托夫，还有戴维·哈伍德（David Harewood）、道恩·强森（即"巨石"强森）（Dwayne 'The Rock' Johnson）、维尼·琼斯（Vinnie Jones）、艾玛·斯通（Emma Stone）等。随着我们听到越来越多的人分享他们的故事，我们就会愈加发现我们并不孤单。总有某人经历过你现在的感受，像你这样挣扎过，觉得自己必须保持沉默。你肯定不是唯一一个有这种感觉的人，所以千万不要自我孤立——即使你曾经尝试的心理治疗对你没多大帮助，或者你自己就是一位治疗师。要相信总有那么一些人值得你袒露心声，因为他们能理解你的感受。最重要的是，即使你对接下来可能发生的事感到恐惧，一位优秀的治疗师也能给你吃颗定心丸，一步步引导你找到属于你自己的声音。你只需要跨出那关键的第一步。

　　由于新冠疫情和封城的限制措施，我们都需要在本就艰难的生活之外应对额外的需求和压力，因此心理健康问题日益浮出水面，成为大家都越来越有意识地去关注的问题。与此同时，我们还要适应生活和工作空间的显著变化。这个话题本身就值得花超过一章的篇幅去讨论，因为环境心理学早就指出，我们的福祉与我们身处的环境以及我们生活工作的地点、情境有着错综复杂的联系。就这章内容而言，我只想说我们工作环境的物理空间也是我们心理状态的一部分。如果你通常在过道或一些流动性的空间工作，例如走廊、浴室甚至是酒店房间，那么不出所料，这种工作地点本身的流动性会影响到你的心理状态。这可能会让你觉得已经被激活到可以工作的程度，或是进一步增加了你已经需要应对的被激活和忧虑的状态。具体情境很重要，所处的空间也很重要。

我们的大脑在 2020 年及其后的日子里要适应海量的信息。我希望我们能在某个层面上考虑到这一点，至少在日常生活以及和他人的交流中把心理健康放在重点关注的位置。我们总是可以如此快速地做出评判，而我们的评判又是如此犀利，尤其是——像我们上面提过的——当我们感到焦虑的时候。如果可能的话，让我们对这一点更加留意，及时观察我们对自己和他人迅速做出评判的行为。有鉴于新冠疫情以来的事态发展，我们绝大多数人都有不少事需要进一步消化和处理。

精神科病房里的心理治疗

当人们被送进精神科病房时，他们通常都处于彻底的危机状态之中，也可以说是人生的最低点。但业界的共识似乎是：正因为他们处于这样的状态，他们才不适合做心理治疗。这种说法在一定程度上是正确的，但它对心理咨询和心理治疗的具体构成存在非常片面的看法。治疗师，尤其是聚焦创伤的治疗师，能够帮助来访者稳定下来，妥善管理他们当下的情绪。治疗师可以为来访者提供一个安全的空间，让他们谈论此刻发生的一切，以及他们在生活中经历的种种混乱。治疗师可以帮助来访者"塑造"合理的叙事，观察什么能让情况变好或变糟，以及哪些应对技巧、支持和资源能够帮助来访者。心理教育和应对策略也是心理治疗的重要环节。治疗不应该仅仅为状态"稳定"的来访者服务，危机治疗同样不可或缺。毕竟，有些来访者处于人生最绝望的时刻，而且几乎没有什么可靠的支持系统。在这种情况下，一段良好的治疗关系能够起到巨大的作用。我们听到的关于病人在最脆弱的时候被抛弃、在医院里遭受创伤经历的故事已经太多了。这种情况不应该发生。我们需要帮助来访者更好地了解信息，让他们知道什么是治疗过程中正确和错误的做法。我们需要鼓励更多的人分享他们的经历。最重要的是，我们作为治疗师，需要为大家，尤其是那些处于危机中的来访者和精神科病房里的人们争取更好的治疗服务。

针对精神病的治疗

在与有精神病症状的人打交道时，我们经常可以看到这种紧张关系。作为治疗师，我们确保自己在能力范围内展开工作当然很重要，但有时我们身不由己，必须给某些人贴上"不适合做心理治疗"的标签，但这对当事人没有任何帮助。事实上，"有精神病症状的人不适合做心理治疗"这种过于绝对化的观点本身就无益。有些来访者的精神病症状是由药物引发的，等他们治疗性停药后，精神病症状也就自然退去。对这些人来说，"有症状时不适合做治疗"确实没有错。但对其他有症状的人来说，我们已经有足够的数据证明他们的经历是有意义的。目前，精神病学界的主流模式还是以诊断和药物治疗为核心，但该模式正受到强烈的质疑。目前正在运行的两个项目是"开放对话"（Open Dialogue）项目和"权力威胁意义框架"（Power Threat Meaning Framework，PTMF）。

"开放对话"项目

该方法源自芬兰。所有参与照料有精神病症状的来访者的员工都经过家庭疗法和心理技能的培训。"开放对话"旨在与来访者所处的网络一起工作，而不仅仅把待解决的问题看成来访者的个人问题。它采用的是系统化的方法，这样可以整体地、持续地帮助来访者。

权力威胁意义框架

在过去的五年里，一群临床心理学家一直在努力开发一种非传统的能理解人们困境的方法，以挑战精神病学领域的主流模式。由露西·约翰斯通（Lucy Johnstone）和她的同事一起创建的框架模型叫"权力威胁意义框架"。它旨在成为当前基于精神病诊断和药物治疗的主流医疗模式的可替代选择。它更多从心理学和心理治疗的角度来看待来访者遭受的痛苦，而不再把重点放在诊断和药物治疗上。

PTMF 在很多方面附和了精神病学家托马斯·萨兹在 50 多年前提出的要求。

- 你经历了什么？
- 这些经历如何影响了你？
- 你用什么方式来应对？
- 你有什么优势？
- 你如何看待这一切，你会告诉自己一个什么样的故事？

PTMF 的作者们希望这个已经得到英国心理学会（British Psychological Society，BPS）认可的框架能够被从事心理健康工作的临床医务人员广为采纳，为习惯于将人们归于病态并给他们贴标签的主流模式提供一个可替代的选择。

有关心理治疗的其他 12 种问题

以下是我们在心理治疗过程中会遇到的一些其他问题：

每次会话过后都有被淹没的感觉

如果你在一次心理治疗会话结束时感到被情绪淹没，整个人处于高度唤醒的状态，请记住这不是正常状态。治疗师应该把控好会话的节奏，帮助你应对突然出现的任何话题，确保你不会觉得难以承受，这一点很重要。当然，有时在临近结束时你可能意外地谈到了某件引起你强烈反应的事情。如果出现这种情况，治疗师有义务帮助你管理并调节这些临时出现的情绪。如果这种情况经常出现，而治疗师似乎不知道该如何帮助你应对，那你有必要和治疗师好好谈论一下。如果你觉得你的担忧没有得到解决，请向相关的治疗机构反映情况。[①]

不想继续特定类型的心理治疗

不同种类的心理治疗会涉及非常不同的工作方式。CBT 的治疗师大多比较积极主动，他们会给出明确的指导，把重点放在解决问题上。相比之下，个人中心疗法的治疗师会跟着你的节奏走，看你想讨论什么，他们会尽量配合，但是不给出明确的指导。这两种类型的治疗可以说有着颇为对立的风格，所以

---

① 如果你看的治疗师不附属于任何机构，是私人执业的性质（比如某某工作室），你可以直接提出终止服务，另找一位更适合你的治疗师。——译者注

你很有可能发现自己和其中一种怎么都不匹配。这种情况完全正常。你大可以让自己安心，然后告诉治疗师这种类型的治疗目前对你来说不起什么作用。以后如果有需要，你可以随时回来再进行尝试。这就带出了我要讲的下一个点。

感觉治疗没什么进展，好像我就是在咖啡晨会上聊聊天而已

我们上面提到的"非指导"和个人中心式的治疗可能给人一种缺乏固定结构的感觉，那是因为它的特性如此。这种治疗的重点在于帮助你谈论此时此刻你觉得重要的内容，而不在于让治疗师通过指导的方式来对你进行干预。有时，我们建议使用这种治疗服务，有时则不建议。如果你经历过创伤，我们就建议聚焦创伤的治疗，所以请记得在治疗师的个人信息描述中查看他们在这方面的技术水平。话虽如此，但技术不是唯一，良好的治疗关系是成功的心理治疗的重要组成部分。如果某些来访者感到孤独或与他人脱节，最能让他们获益的可能就是一个安全的、提供支持的、让他们可以释放情绪的地方。

生活中有太多事要处理，没精力做心理治疗

我见过很多经历过创伤性事件的来访者，他们可能从所处

的暴力政权中逃亡到国外,和伴侣、孩子分离,至今仍然有生命危险。有时,生活中有太多事需要处理,无论在心理层面还是身体层面,他们都没有时间和精力进行心理治疗。这些都很正常。我们之前讨论过危机治疗以及为来访者提供一个缓冲区的需求,这样我们就可以帮助他们站住脚跟、稳定下来。令人遗憾的是,这样的服务并非到处都有。

基本的生存需求当然排在第一位。我们必须有个可以遮风挡雨的屋顶,有能提供温饱的食物、水和温度,有衣服傍身,有属于自己的家。但如果你想进行心理治疗,你应该努力留出时间和精力,让自己在合适的状态下开始尝试。具有这个意识相当关键。你必须知道你很重要,所以如果可以的话,请优先考虑你的福祉。

感觉自己过多地想着治疗师,对自己的治疗师有亲密的想法,这正常吗

正常,这就是"移情"(transference)的一部分。不是所有治疗都会出现这种方式的移情,但你会渐渐开始把治疗师当成一个没有专业标签的人来看待,只是一个普通的男人或女人,然后以你在生活中和其他人相处的方式与治疗师打交道,这种情况是非常普遍的。这当中包含了很多种可能性。也许治疗师让你想起了学校里的某位老师,于是以前你在读书时的感受、

想法和记忆以及老师给你留下的印象都会在治疗过程中浮现于脑海。也许治疗师让你想起了父亲或母亲，于是你就不自觉地用和父母相处的方式与治疗师进行沟通。也许你被治疗师吸引，不停回想对方说过的话或做过的事。这些都很正常。如果你能留意到这一切并且提醒自己这很正常，那这种情况肯定会对你大有帮助。如果你能把上述内容带入心理治疗——尤其是心理动力学取向的治疗——进行讨论，那就是再理想不过的情形了。移情和反移情（即治疗师以某种特定的方式与来访者产生联结）对认清我们的触发点是什么以及我们容易陷入到什么样的模式中有着重要的指导意义。治疗师会把自己"反移情"的经历带到临床督导环节进行重现，也就是业内人士所谓的"平行过程"。

我不喜欢我的治疗师

这和上面那个问题类似。如果你对你的治疗师有种强烈的反感情绪，你们两个可能没法在一起展开工作。良好的治疗关系是治疗获得成功的重要因素，如果你们彼此反感，自然没法高效地合作。不过，话虽如此，在这种情况下还是可能会有好结果的。举个例子，治疗师让你想起了自己的母亲，而你和母亲的关系并不融洽。如果你能开诚布公地谈论这一点，并且治疗师能帮助你消化、处理这些感受——当然不是用你母亲那种令你感到不悦的方式——那么你们就能建立起一段非常有益的治疗关系。说到底,这要看你们之间的融洽程度。如果你们互相合不来,治疗对你们双方而言肯定都是很困难的工作。

我该向伴侣、朋友和家人透露多少关于心理治疗会话的内容

你可能想向与你关系亲近的人透露一下你的心理治疗进度,这很正常,而且往往会很有帮助。它能破除人们关于心理治疗的一些错误认知,让大家了解你是如何受益的。但是,你不必觉得自己必须与他人讨论会话的情况。说到底,心理治疗是你在私人空间里谈论和反思自己的感受,因此你向别人透露多少完全取决于你自己。你的治疗师一定不会向他人透露你们治疗的内容,除非是和督导在讨论业务(即便如此,你的很多个人信息都会进行处理,以确保没有什么细节能够让别人追溯到你)。保密是心理治疗中至关重要的部分。你必须觉得自己足够安全,相信治疗师会对你们讨论的事情守口如瓶。但是,如果遇到某些特殊情况,保密协议也是可以被打破的。治疗师应该在第一次治疗时就和你说清楚这一点。简而言之,如果你对自己或他人构成威胁,或者你透露了虐待小孩、老人等内容,又或者你谈到关于洗黑钱、恐怖活动等严重罪行的信息,你的这些话将不受保密协议的庇护。

如果我觉得伴侣或家人像是在审问我，非要我告诉他们会话的细节，该怎么办

如果你觉得你的伴侣或家人强迫你告诉他们每次会话的细节，而你已经失去了在一个安全的私人空间里谈论自己感受的权利，请立刻知会你的治疗师。类似的控制和胁迫行为可能是虐待的迹象，意识到这一点对你来说很重要。我衷心希望你没有遇到这种情况，但如果你不幸遇到了，请一定要说出来。

我在治疗室以外的场合见到了治疗师，该怎么办

如果这一点事先没有讨论并达成一致意见，那么治疗师通常会效仿来访者的做法。如果你微笑或点头，他们也会微笑或点头。如果你故意往旁边看，他们也不会主动和你打招呼，以保持治疗关系的私密性。一般来说，治疗师和来访者都会达成协议：如果在会话以外的场合意外碰见对方，两人互相点头，或互相微笑，或互相说一句"你好"，然后各自走开。如果你确实先开启了一段对话，治疗师通常会用礼貌的方式尽快结束这段对话，从而保持你们之间治疗关系的界限。

我已经去医院做过心理治疗，但我觉得没什么效果

我们经常会说心理治疗是一个"过程"。你去医院做了心理治疗，觉得似乎没有明显的效果，自己仍然需要帮助，但有没有可能就是那些会话为你开启了一个"过程"呢？医院里的治疗师会引导你思考自己有哪些没意识到的错误，或者帮助你留意到自己的想法、感受和行为模式。也许你没有感到明显的好转，但比起以前，某些情况还是发生了细微的变化。这可能是一些看起来特别不起眼的事，比如相信自己确实想获得帮助。改变需要时间，而细微的变化可能会在大脑里创造持久性的改变。从已经做过的会话中发现一些有用的东西，让它来为你服务。

如果事情不像预期的那样发展，该怎么办

在心理治疗的过程中，事情并不一定总会像你预期的那样发展。这很正常，当然也不排除一些其他因素在起作用的可能。我们之前提到过不同的期待，但除了这一点，还有一些原因会导致事情没有朝着你期望的方向发展。如果你对治疗师或具体的治疗种类有任何疑惑，不要责怪你自己，也不要责怪他，除非你们当中的一方有明显的过错行为。只要把这种情况看成你们彼此不匹配就好，另找一位治疗师，或尝试不同种类的治疗。如果你对治疗师的某个举动存疑，或者该举动让你感到不舒服，

请及时告诉他。你能直接对他说当然比较理想，但如果情况比较严重，或者你不确定直接说会产生什么后果，你可以通知治疗师所在的机构。

不幸的是，一次糟糕的治疗经历会让某些人以后再也不愿意尝试心理治疗。在某些较为极端的个案中，来访者甚至会遭受到真真切切的伤害。我们将在第十一章中探讨心理治疗有效性的证据，同时看看那些证明心理治疗会带来伤害的研究。

我讨厌一对一的聊天式治疗，还有什么其他选择

与治疗师一对一聊天并不是让自己感觉变好的唯一方式。你还可以尝试团体治疗、非聊天式治疗，以及不是治疗但颇具疗愈效果的活动，比如瑜伽、声音疗法和表达性写作。

在下一章里，我们将看看近些年来心理治疗不断拓展后出现的一些新鲜形式。时代不同了，我们无须恪守以前的做事方式。治疗不再只是坐在一间屋子里，和一个人面对面聊天。它可以是在林间散步，可以是作为小组的一名成员写下自己的感受，可以是通过与动物互动来获得联结和平静的感觉，还可以是让科技把你大脑和身体里发生的一切展现在你的眼前。我们在第七章里已经了解了不计其数的"谈话疗法"种类，但除了这些，我们还可以去运用其他的有效方法。总之，你会有一份非常丰富的菜单，保证你能找到适合自己的菜品组合。

CHAPTER

T EN

第十章

常规心理治疗方法之外的另类疗法

心理治疗方面的研究已经得出了确凿的结论：治疗要取得成功，关键在于你和治疗师共同建立起来的良好治疗关系。然而，如果与人谈话对你来说很困难，又或者你还在等候治疗的名单上，你不妨试试其他有效性已经得到了验证的自助和心理健康应用程序（Self-help and Mental Health Apps）。

2020 年 9 月，当我在写这一章的内容时，我已经把"网络治疗"从"另类疗法"的部分里移除了，因为现在网络治疗已经非常普遍，是后疫情时代治疗师从业的主要方式之一。在 2020 年 3 月之前，它的确属于不是每一位治疗师都会使用的"另类疗法"。但如今，通过 Zoom、Meet、Skype 或 Teams 这些网络平台进行的视频心理治疗已经成为常态。无论你具体用哪一款软件，视频治疗都已经被证实与面对面的治疗一样有效。当然，它也不适用于所有人。比起传统的面询，视频治疗有其独特的优势：来访者不必离开自己熟悉的环境。对某些人而言，这可能是优势也可能是劣势。但至少视频治疗可以节省原本花在路上的时间，而且可以让你待在一个舒服的环境里，这是毋庸置疑的。

视频治疗的主要问题是安全性和保密性。治疗师应该推行关于安全性和保密性的原则，尽量使用端对端加密的平台，并采取措施解决潜在的安全漏洞问题。我建议来访者对此进行检查，因为如果相关原则已经得到落实，那就说明治疗师很清楚潜在的危险，并且已经采取积极的措施来保证治疗尽可能安全、保密。

电话和短信治疗开始变得越来越常见，尤其是在使用 CBT 的治疗师当中。此外，一大拨户外治疗（Outdoor Therapy）也如雨后春笋般冒了出来，其中最有名的当属森林浴（Forest Bathing）。在这一章里，我想列举一些能够替代传统"谈话疗法"的另类疗法。我希望你能意识到，在心理治疗这件事上，你有非常多的选择！

另类心理疗法

动物辅助疗法

马、狗、猫、羊，甚至鸡都已经成为户外治疗方法的一部分。说到底，这些动物辅助疗法（Animal-Assisted Therapy）都离不开自然，离不开联结。有关社会联结和依恋的科学研究也证实了这一点：我们与动物之间的纽带能让我们在心理层面大大受益。

艺术疗法和艺术心理疗法

艺术疗法（Art Therapy）和艺术心理疗法（Art Psychotherapy）（这两个名称在实际应用中没有区别，可以互换）在英国是一种由国家管控的职业，只有经过相关培训和登记的治疗师才能称自己为"艺术治疗师"（Art Therapist）。换句话说，艺术治疗师是经过心理治疗（通常是心理动力学取向的治疗）相关培训的艺术家。艺术心理疗法是一种不使用语言但效果非常强大的方法。

自生训练

自生训练（Autogenic Training）是指练习者按照自己的意愿，使自身产生某种生理变化的训练。它涉及多组重复性练习，以及对身体反应所做出的评估和反馈。自生训练旨在提倡正念放松和减压。

阅读疗法

阅读疗法（Bibliotherapy）是"通过读书进行疗愈的古老艺术"（'the Ancient Art of Book-Healing'），我们并不只是为了享乐才阅读。我们通过读书来理解、学习、感受惊喜、寻找希望，从而让自己在这个世界上不那么孤单。阅读和收听故事能够从很多方面丰富我们的生活。参加书友会可以帮助我们更好地与他人分享故事、产生联结。与此同时，为了提升福祉而阅读也日益成为"充分利用阅读的力量"运动的一部分。

生物反馈、心率变异性和神经反馈

一些治疗师已经开始在工作中使用心理生理学的治疗方法。神经科学的发展表明，大脑和身体之间，以及我们的人际关系、生态环境和心理机能之间存在大量潜在的融合渠道。这些**生物反馈**（Biofeedback）、**心率变异性**（Heart-Rate Variability，HRV）和**神经反馈**（Neurofeedback）跨领域的整合方法能够帮助更多有需要的来访者，治疗结果相当激动人心。

混合疗法

一方面，混合疗法（Blended Therapy）有来自治疗师或心理健康辅助人员的支持，另一方面需要你自己在网上完成某些模块的心理治疗。基于对你的具体情况的评估，治疗师会帮助你制定一些合理的目标。接下来，治疗师会帮助你选择适合你的治疗方案，你们之后可以定期交流，看看你进展到了什么程度。SilverCloud 是一款在混合式 CBT 中经常使用的程序。

认知行为写作疗法

认知行为写作疗法（Cognitive Behavioural Writing Therapy，CBWT）由阿诺德·范·埃默里克（Arnold van Emmerik）创立，后来被扩展为基于互联网的认知行为写作疗法（Internet-Based Cognitive Behavioural Writing Therapy，IB-CBWT）。该技术结合了表达性写作疗法、聚焦创伤的心理治疗和认知行为创伤治疗的元素。2017 年的一项多中心随机对照试验发现，对 8 ～ 18 岁的孩子来说，CBWT 的效果与 EMDR 相比不分伯仲。

网络疗法

"网络疗法"（Cyber Therapy）和"赛博疗法"[①] 是同义词，一般指借助互联网为来访者提供视频治疗的治疗方法。治疗师可以通过培训课程让自己获得一些在网上工作的技巧。自从新冠疫情爆发以来，网络疗法已经日渐普及。有些人习惯使用"网络治疗师"这个名称，而有些人则偏好"赛博治疗师"的称呼。

① 赛博为 cyber 的音译。cyber 原指"和电脑相关的"，如今主要指"和网络相关的"。——译者注

舞动疗法

舞动疗法(Dance and Movement Therapy)是指利用身体的扭动来调节情绪和感受。这是一种通过身体——而非谈话——起到疗愈作用的综合性疗法。

戏剧疗法

戏剧疗法(Dramatherapy)一般通过运用戏剧和戏剧表演艺术来达到心理治疗的效果,治疗师一般既是艺人又是临床医师。该疗法涉及大量的艺术表现形式,比如木偶戏、掩膜作品、故事和即兴创作等。

表达性写作疗法(参看"写作和福祉"部分)

哈乐手疗结构集成

哈乐手疗结构集成(Hellerwork Structural Integration)是一种基于身体的结构集成疗法,旨在融合身体、心灵和运动三大元素。

整体疗法

本书的重点在于心理治疗，因此我主要介绍如何通过心理学的理论去帮助在心理健康方面遇到问题的人。我在这里无法列举有关整体疗法的大量信息，尽管不少整体疗法（Holistic Therapies）确实会对心理层面的问题起到一定作用。

日记疗法（参看"写作和福祉"部分）

音乐疗法

通过即兴的音乐表演，音乐疗法（Music Therapy）能够帮助人们释放情绪，并为他们提供一种不同于传统"谈话疗法"方式的另类交流手段。

网络认知行为疗法

同步的、基于文字的即时聊天

同步的、基于文字的即时聊天（Text-based，Synchronous Instant Messaging）。传统的一对一面聊式治疗从 2010 年起逐渐发生了改变，但改变在过去 5 年里明显加速。新冠疫情的限制迫使很多治疗师通过网络和手机与来访者展开工作，但说实话，相当数量的治疗师在疫情之前已经开始这么做了。IESO 公司（前身是"心理学在线"）从 2014 年起就一直在提供基于文字的即时通讯式心理治疗服务。治疗师和来访者通过在即时聊天屏幕上打字进行交流。

不同步的、按你的节奏来完成的网络项目

不同步的、按你的节奏来完成的网络项目（Online Pro-grammes-Asynchronous）。其他公司（比如 SilverCloud）也提供网络 CBT 的服务。SilverCloud 有一系列靠来访者自己就能完成的项目。其中，针对抑郁症的项目可以带领你完成基于 CBT 的常见策略的步骤，比如了解思想模式、核心信念，观察它们如何影响我们的行为，等等。

电子邮件和短信应用程序（不同步，非即时回复）

电子邮件和短信应用程序（不同步，非即时回复）（Email and Message App Therapy）。还有一些治疗师通过电子邮件或某个短信应用程序（比如 Signal）来提供基于文字的治疗服务。

户外疗法

环保疗法

环保疗法（Ecotherapy）泛指在户外进行活动，以某种形式让大自然融入治疗活动的心理治疗方法。

森林浴

森林浴（Forest Bathing）源自日本，指在大自然里，尤其是在树林和森林里行走的疗愈行为。大量研究已经显示，森林浴对我们的健康有巨大的助益。哪怕只是在充满绿色的自然环境里走 20 分钟都会显著改善我们的状态。

自然正念疗法

自然正念疗法（Natural Mindfulness）是利用大自然来支持正念行为的治疗方法。

户外运动和荒野疗法

像"户外黑狗"（Black Dog Outdoors）这类的户外运动和荒野疗法（Outdoor sports and Wilderness therapy）项目旨在通过攀岩、桨板式冲浪、骑自行车等户外活动让参与者在强身健体的同时彼此产生联结、互相支持。

电话疗法

从上面提到的电子邮件和即时聊天等形式的治疗服务中可以看到，随着时代和科技的进步，治疗师在不断调整自己的工作方式，而电话疗法（Phone Therapy）是传统的面对面治疗的另一种替代选择。它在 EAP 和 CBT 中都很常见。这种方法对某些人来说效果不错，我也亲自见证过来访者受益的案例。这当中的关键点在于，我们要运用对具体的来访者有效的方法，而不要想当然地假设一种方法对所有人都同样有效。

跑步和行走

动态跑步疗法

动态跑步疗法（Dynamic Running Therapy，DRT）由威廉·普伦（William Pullen）创立，它融合了正念、行走、跑步、传统的"谈话疗法"及对焦虑和抑郁的心理教育等诸多元素。

"公园跑"项目

该项目对所有人免费开放。每个星期，对参加"公园跑"（ParkRun）感兴趣的人都可以聚在一起走路、慢跑或快跑。参与者会事先商定好一段距离（比如5km），但除此之外没有其他的限制。该项目最初在公园内举行，如今已拓展到公园以外任何可以走路、慢跑或快跑的地方。

"为健康行走"项目

"为健康行走"项目（Walking for Health）是一个旨在通过共同的行走活动来增进参与者的彼此联结，并改善其福祉的项目。

嘻哈疗法

顾名思义，嘻哈疗法（Hip Hop Therapy，HHT）是通过各种形式的嘻哈文化来进行疗愈的治疗方法。

"安然无恙"计划

"安然无恙"计划（Safe and Sound Protocol）是一项基于耳机的计划方案，旨在降低参与者的压力和听觉敏感度，同时增强其社交能力和韧性。它由多层迷走神经理论的创始人斯蒂芬·波吉斯发起。

声音疗法和声音浴

声音疗法和声音浴（Sound Therapy and Sound Baths）包含通过特定乐器的声音来影响治疗对象的脑电波和自主神经系统的操作。

压力和创伤释放训练

压力和创伤释放训练（Tension and Trauma Release Exercises，TRE）是一组旨在协助身体释放压力、紧张和创伤情绪的训练活动。

躯体压力释放

躯体压力释放（Somatic Stress Release）是一组由斯科特·里昂斯（Scott Lyons）设计的基于身体的压力释放技巧。

虚拟现实和增强现实疗法

虚拟现实的配套耳机和其他通过诸如苹果手表等设备连接的可穿戴计算机，能够提供关于个人身体内部信号的信息，包括血压、心率、心率变异性、肌张力、呼吸率等。虚拟现实和增强现实疗法（Virtual Reality and Augmented Reality Therapies）基于暴露疗法的原则，也属于CBT的一部分，能够帮助来访者在面对自己通常会逃避或觉得无法驾驭的情形时，不再有那么强烈的受威胁感。

声 音

裸声基金会

裸声基金会（The Naked Voice Foundation）由克洛伊·古德柴尔德（Chloë Goodchild）创立，是一个通过练习和技巧来帮助你发现自己的真实声音的项目。

自我内心对话

自我内心对话（Voice Dialogue）是一种运用声音来与我们身体内部的多个自己产生联结的心理灵性疗法。

声音分析

声音分析（Voice Analysis）旨在精准地发现你说话的模式以及话语背后的情绪问题，然后帮助你有的放矢地解决问题。

写作和福祉

写作已经为福祉类的活动添上了浓墨重彩的一笔。谈话是为了把经历转化成语言，从中创造意义。写作也是把经历转化成语言，只是方式略有不同，但产生的效果却不相上下。我们从表达性写作的相关研究中就可以看到这一点。写作和福祉（Writing and Wellbeing）也被称为"治疗性写作"（therapeutic writing）和"日记疗法"（journal therapy），它还包含了"诗歌疗法"（poetry therapy）。拉皮德斯（Lapidus）是英国写作和福祉践行者的主要成员组织。此外，心灵转变研究所（Metanoia Institute）和苏塞克斯大学（University of Sussex）提供治疗性写作的学位课程。

表达性写作（Expressive Writing）是通过描写情绪和情感体验来发泄、释放、透露，而非压抑个人感受的行为。它也是一种帮助我们理解自己的感受、处理困难经历的方法。表达性写作最初源于詹姆斯·彭尼贝克 1986 年的工作成果。他发现写作试验的参与者在写完以后免疫反应能力明显好转。彭尼贝克把原因归结为"披露"，因为当人们披露某些经历的时候，他们会处理和该经历相关的情绪，并对过往事件赋予意义，这对减少痛苦有很大帮助。

这和心理治疗的过程比较相似，尤其是创伤性治疗。写作对那些觉得谈话很困难的人来说可能是一个相当有帮助的补充选项。如果处理得当，写作治疗应该可以提供安全理智的抑制，让践行者学会自我调节的技术，然后处理长期受困的情绪和对过往事件的负面解读，进而对自己的情况有一个全新的认识。情绪本身也是涉及多种感觉的事物。它们是身体内部的肌肉已经完成或尚未完成的动作，它们还是身体为即将到来的行动做好准备时升高的血压。心理治疗中对情绪的处理不仅仅是一个认知过程，也是一个躯体反应的过程。巴塞尔·范德考克在《身体从未忘记》一书中对此有精细的描述。

瑜伽疗法

瑜伽疗法（Yoga Therapy）是创伤治疗中心经常使用的方法，在美国尤其如此。目前的科学证据已经开始显示，瑜伽对抚慰和平衡神经系统颇为有效，并且证据基础还在不断扩大。

自助和心理健康应用程序

心理治疗方面的研究已经得出了确凿的结论：治疗要取得成功，关键在于你和治疗师共同建立起来的良好治疗关系。然而，如果与人谈话对你来说很困难，又或者你还在等候治疗的名单上，你不妨试试其他有效性已经得到了验证的自助和心理健康应用程序（Self-help and Mental Health Apps）。基于文字的治疗、自助主题的网站、网络社区和心理健康应用程序都是真实且有帮助的替代选择。

心理健康应用程序是个巨大的市场，而且它的规模还在不断扩大。已经有证据显示，智能手机应用程序对心理健康，尤其是对焦虑症有着积极的作用。它们如何起到帮助作用、具体能够对哪些问题起到帮助作用，目前尚不完全清楚，但有两点可能是应用程序能够帮助我们的关键因素。首先，它们把我们的注意力引导到手头的问题上，这样我们就会真正留心去观察，而不是处于"自动驾驶"状态。其次，它们为我们提供相关的信息和教育，这样我们就会有更丰富的知识储备，更加了解我们的大脑和身体是如何运作的。

如果你要使用一款应用程序来改善你的情绪健康，懂得如何评估这款产品的质量很重要。打个比方，你怎么知道它提供给你的关于焦虑症的信息是正确的？这些信息是基于谁的看法？有没有证据基础？应用程序公司储存了你的个人信息数据吗？安全吗？如果你想从这款应用程序和公司的数据库里删掉你的数据，你知道该怎么操作吗？他们会不会和别人分享你的个人信息？你的个人信息是否有隐私和保密性方面的保障？评估应用程序的质量在我们这个数字时代是一项至关重要的技能，因为内容无处不在，而且不计其数的人对各种问题都有自己的看法。

据美国**一心网络引导**①的执行董事斯蒂芬·舒勒（Stephen Schueller）估计，目前已经有大约 25000 款心理健康的应用程序，而且这个数字还在不断增长。**一心网络引导**基于以下这些标准来对应用程序进行评价：

可信度

得到科学支持的数据

证据基础

用户体验

程序漏洞 / 故障

安全和隐私

管理

自助资源和应用程序可以为你提供你所需要的信息，让你

---

① 即 One Mind PsyberGuide，旨在帮助人们利用科技改善心理健康状况、过上更好生活的网站。PsyberGuide 的 Psyber 部分是"心理"和"网络"英文缩写的合体。——译者注

能够追踪自己的进度，但它们无法取代专业人士的帮助。科学证据已经充分证明，与他人互动质量的高低是心理治疗能否帮助并治愈来访者的至关重要的因素。这并没有否认应用程序和自助资源能够起到的作用，但确实说明对某些人而言，将两者结合起来是理想的选择。

网络社区

网络社区 (Online Communities) 在很多层面上都有其积极的意义。科学证据充分证明，我们的神经系统之所以有着特殊的构造，是为了确保我们和他人产生联结、感到安全。我们天生就有和他人产生联结的需求，因此集体和社区对心理健康而言可谓至关重要。但是，所有使用过社交媒体软件的人都清楚，网络社区也会带来负面影响。在任何一个群体中，你必然会遇到和你意见不一致的人。你们之间的交流有时会变得相当激烈，在最糟的情况下，甚至会互相怨恨。如何处理这样的问题对网络社区的版主或管理人员来说是一项挑战。如果你身在某个社区里，对社区里发生的某件事感到不快，你不妨和社区以外的人聊一聊，暂时离开这个群体。他人的情绪起伏肯定会对你的心理健康造成一定影响。记得告诉你自己，那是别人的情绪，不是你自己的，你只需给它贴上标签，然后及时抽身而去。

第十一章

心理治疗有用吗

　　采用哪种具体的心理治疗方法不重要，真正影响治疗效力的是这样一组核心元素：治疗师的温暖、共情和接纳，以及来访者和治疗师之间治疗关系的质量。

从表面上来看，CBT 是英国国家医疗服务体系运用最为广泛的一种心理治疗方法，它背后也有最多的科学证据作为支撑，这两点应该已经足以告诉我们哪种治疗方法最有效。但就像生活里的大多数事情一样，实际情况却没有那么简单。不错，CBT 对某些问题，或者对处于某个阶段、能接受这种方法的某些人确实很有效。然而，科学证据同时显示，采用哪种具体的心理治疗方法不重要，真正影响治疗效力的是这样一组核心元素：治疗师的温暖、共情和接纳，以及来访者和治疗师之间治疗关系的质量。

　　因此，如果这些元素都具备，而且采用的治疗方法对来访者又特别有效，那么你就拥有了成功的心理治疗的神奇公式。科学研究已经不再仅仅观察单一的心理治疗方法和它们对来访者产生的效力，更多的研究开始把来访者视为在治疗过程中促进改变的动因。与此同时，一些研究开始观察采用整合性治疗方法的重要性,而不再认为每一个来访者一定会与某种特定方法的心理治疗相匹配。

从网络上一些显示不同种类心理治疗有效性的测试数据中可以看出,CBT 肯定不是唯一有效的治疗方法。我们需要拓宽视角,关注各种治疗方法之间的共同元素。

为什么证据不是治疗成功唯一的衡量指标

我们不时会听到这样的表述:某种心理治疗是"基于证据的",这究竟是什么意思呢?英国国家卫生与临床优化研究所是英国境内负责制定医疗和心理干预有效性指导方针的机构,它根据研究的类型和研究发现的统计显著性给证据进行评级。随机对照试验被视为循证医学的"黄金标准"。但问题是,很多情况下不可能进行随机对照试验。一方面,研究者并非总能获得资金支持。另一方面,即使是成功的随机对照试验,"随机"的程度也要被打上问号,因为很多潜在参与者由于不符合严格的诊断标准而被排除在试验之外。比如,某些创伤类治疗的随机对照试验不接受吸毒、酗酒或患有强迫症的来访者参与试验。身为一名治疗师,我太清楚酗酒是一种管理或屏蔽想法的常见的应对机制了。然而,做试验的研究人员必须让所有的参与者都尽可能处在平等的位置上,不能因为某些原因把一些参与者排除在外,这样才能确保试验的结果有普遍的参考价值。这又引出了心理治疗研究领域里另一个颇为棘手的问题。为了进行随机对照试验，你必须先把参与者按其各自的诊断结果进行分门别类，这对某些不希望将来访者归于病态或给出明确诊断的治疗师来说可不是一件容易的事。因此，传统的定量（即基于数据的）研究一直让某些心理治疗机构感到不太好受。与此同时，大量不断增长的定性（即根据经验的、基于语言的）研究却为我们提供了更丰富的信息，让我们了解来访者的故事通过心理治疗发生了怎样的变化。你无法从纯粹的数字里获得这些宝贵的信息。

　　因此，当我们看到某些治疗方法还没有证据基础的时候，立刻说它们没有效果是不公平的。我们需要更深入地看到"没有证据基础"具体指的是什么。从整个心理治疗领域来看，我们需要有更加平等的获取研究的途径，而不只局限于传统的定量研究。

　　我们还需要考虑另一个决定治疗是否有效的因素：来访者的反馈。这方面可能需要付出更多的努力。出于保密的原因，来访者的反馈往往比较欠缺。即使收集到了反馈问卷，研究也依然侧重于数字或可以量化的指标。此外，对心理治疗的深度评价通常也难以获得，因为无论是线上还是线下的反馈多少都会破坏保密性原则，导致来访者的隐私有所泄露，这肯定是治疗师不愿意见到的情况。来访者对公开反馈的要求也会倍感不安，这完全可以理解，因为心理治疗的性质决定了它原本就应该是私密、个人的谈话。

心理治疗会造成伤害吗

除了心理治疗的有效性,我们还需要讨论心理治疗是否会对来访者造成伤害。斯科特·利林菲尔德(Scott Lilienfeld)在2007 年做的调查发现,某些干预行为不仅对来访者没有帮助,而且对他们造成了伤害。被调查报告点名的反例包括"紧急事件应激晤谈"(Critical Incident Stress Debriefing,CISD)和"品行障碍训练营"(Boot Camps for Conduct Disorder)。

柯伦(Curran)等人列出了几个对来访者造成潜在伤害的问题,比如缺乏文化敏感性,过于严苛地控制和执行某种治疗方法,无视来访者的期望,以及来访者感到被剥夺了力量、抹去了声音、贬低了价值,等等。

来访者对心理治疗的真实体验很重要,它不应该成为一种单纯的数字游戏。我们需要来自各种治疗方法的定性研究,以便我们以来访者的视角进行评估。研究人员也已经指出,我们应该优先建立一项更加系统化的来访者反馈机制,并在评估心理治疗所造成的潜在伤害方面做出更多努力。

结　论

对心理治疗和表达情绪的评判

在纳迪亚·侯赛因（Nadiya Hussain）最近为 BBC 拍摄的纪录片《焦虑症和我》（*Anxiety and Me*）中，焦虑症患者巴里提到，看心理治疗师这种行为至今仍然被社会污名化。这种情况似乎很司空见惯，也不难理解，不是吗？听到他描述人们对心理治疗的普遍态度时，我丝毫不感到意外。我们的祖祖辈辈一直秉持着这样一种观点：你不应该描述你的情绪，因为它会让情况变得更糟，让这种不良的感觉持续下去，让你变得软弱，或者让你被人称为"发疯的"。压抑情绪成为社会常态——那些耳熟能详的说辞，比如"保持冷静、继续前行""不要歇斯底里""哭泣是软弱的表现"，等等——它们不断强化着我们对难过或显示难过情绪的恐惧。

随之而来的结果是,人们一直认为:如果难以应对自己的情绪,肯定是自己哪里出了问题;如果显露自己的情绪,等于告诉别人自己很软弱;如果和自己的家人或朋友分享感受,则会给他们增添负担。另一方面,如果别人告诉我们他们在为某件事苦苦挣扎,我们也并不总是清楚该如何去回应。我们的家长、同伴和那些在我们年少时给予过我们指导的人无疑是我们情绪管理的楷模。如果我们没有从他们身上得到"可以放心地难过,也可以放心地表达自己的难过,这都很正常"的信息,我们如何知道该怎么做呢?

如果你习惯了周围的人避而不谈的方式——从来不表达自己的真实感受,或者说自己没有生气,也没有难过,但却向你表现出冷漠的态度——那么你自然会依样画葫芦,以后自己感到难过时也如此应对。但是,这种策略并不会让你的感受消失,而且还可能导致你不停地回想,最后不得已找一种其他方式来发泄你积压已久的情绪。如果你总被他人告知"哭泣是软弱的表现",那你当然不希望被别人视为"软弱",因此不允许自己哭泣。你需要找到另外一种办法来释放被激活的身体反应,或者一种有效的压抑或回避的方法,比如强迫性的仪式。

情绪教育非常重要,它能够帮助我们克服对自己感受状态的恐惧,让我们知道在发现周围的人难过时该如何应对。在神经科学的帮助下,我们现在终于有了能替代长期以来占主导地位的压抑和回避模式的选择。这些旧的模式已经困住一代又一代的人，是时候打破了。不要害怕，让我们保持好奇心，试着用现有的知识来帮助我们**感到**更好受，而不是把精力继续放在逃避上，让自己感到更加糟糕。当我们知道如何忍受自己的情绪、与它们相处但不把它们灾难化的时候，我们自然也就能学会如何在不恐慌的前提下与带着痛苦情绪的他人相处。我们只需要允许那个人体验他身体当下的反应，而不要急匆匆地剥夺这种感受。

到目前为止我们对情绪有哪些了解

情绪是信使。它们由躯体的感受所构成，比如当你感到恐惧或被批评时肠道里那种往下沉的感觉；或者当你看到什么坏事发生时你肌肉紧缩的感觉。你在脑海中看到的画面和闪过的念头也是情绪的一部分。当一种情绪开始膨胀、在我们内心越来越强烈的时候，它往往伴随着可怕的想法，让我们感到不安，因为某些情绪毕竟是警告信号，它们预示着威胁和潜在的社会性危险。不幸的是，我们当中的很多人因此开始害怕情绪本身，总是试图回避情绪。为什么会这样呢？一方面因为普遍的社会态度和评判，另一方面因为相关教育的缺乏——我们不知道该如何应对这些感受状态。

不回避情绪，你该做什么

下次当你再经历突然来袭的焦虑、懊恼或压力时——无论它们以什么具体方式呈现——试着仔细去观察，把你脑海中闪过的想法和你身体内体验到的感觉分开来。要做到这一点，关键在于留意躯体的感觉或运动。当你留意的时候，你就有机会见证这种激活反应是如何不断上升、达到顶点然后逐渐减弱的。当然，你的想法可能会再次激发那种感觉，但这不要紧，仔细观察就好。看看你的想法是否会产生这种效果，同时观察你的大脑是如何努力解释正在发生的一切的。它可能会给出各种解读，比如"这肯定意味着我的心脏病发作了""我没办法应对这件事"或"我实在无法继续忍受下去了"，等等。情绪是对某事的一种警告，或者说是一条信息，但我们的预测性大脑经常会给出错误的理论。注意观察你的身体想做什么。如果你有什么问题要处理，那就去做你需要做的。如果没有，暂停一下，留意你身体里的感觉。做一些缓慢呼吸的练习：吸入，一、二、三、四；呼出，一、二、三、四、五、六。

当我们旨在观察由情绪引发的躯体感觉，而不是试图去和情绪做斗争、回避情绪或控制情绪的时候，我们更容易管理它。糟糕的一天可能只是糟糕的一天。允许自己经历糟糕的一天，这没有什么大不了的。你的大脑会做出各种预测，比如"我总是有这种感觉。以后永远都会这样""为什么我总感觉那么糟糕？为什么我就不能过上一天好日子？"，等等。记得重新把焦点放到你的身体上，观察它有什么反应。不用过度解读，它对你的未来没有实际影响。如果你留意到这些感觉，顺其自然，记得观察它们的去向。你一定可以顺着这波浪潮，成功到达彼岸。

当我们和坏心情做斗争、希望这种状态赶紧过去的时候，我们往往会感觉更糟。你不需要刻意控制你的情绪。可能你有种强烈的感觉，相信你需要控制自己，但这只会让你陷入一个死循环中。如果你感到焦虑，另一种解读方法是：你的身体和大脑正在努力激活你，让你为即将到来的某种威胁做好准备，这样你才能处于安全、受保护的状态。但如果此时并没有任何威胁，你就不要再和焦虑的情绪做斗争了。不妨把它看成同盟，利用它提供的信息来问问你自己：这一刻有没有真正紧急的问题需要处理？如果没有，那就让你的神经系统"退位"，放松下来。有时我和一些有童年创伤经历的来访者谈话，我们会试着和那个被激活的部分进行对话："我知道你在努力保障我的安全，这没问题，但你可以歇一歇了，因为我不再需要保持高度警惕，现在我很安全。"

培养内感受器意识

如果你想更深入地了解如何管理情绪，培养你的内感受器意识会很有帮助,这涉及留意并接受你身体的感觉和物理运动的刻意练习。如果你注意聆听,内感受器意识会告诉你很多关于你的感受状态的信息。通过留意你身体的反应,并接受这些反应只是身体经历的感觉,并不意味着任何负面消息,你可以让自己慢慢地学会忍受情绪带来的身体感觉。这在你的大脑努力预测接下来可能会发生什么事的时候会非常有用——因为大脑经常会预测一些不必要的、令人痛苦的场景。大脑会这么做很正常,但这并不表示它的假设总是正确的。这恰恰是 CBT 的本质所在:留意到大脑基于你过去的经历做出了一些想当然的假设,但这些假设对此时的你来说并没有好处,于是要纠正这些错误的假设,以帮助你改变有问题的行为。

现在暂停一下,把你的意识重新集中到自己的身体上。你现在需要处理什么紧急的问题吗?如果不需要,记得告知你的神经系统。留意身体感觉的起伏,让它来,接着让它走。你的激活状态可以"退位"了。你现在不需要采取任何行动。

如果你有想哭的冲动,允许自己哭出来。哭泣会带给我们渴求的解脱感,当然前提是我们允许它发生。下次眼泪快掉下来的时候,你能不能允许自己哭泣?又或者,当某个和你关系很亲近的人感到难过的时候,你能不能允许他们拥有这种感受,而不是认为你需要立刻让他们好起来?有糟糕的情绪很正常。让他们痛快地哭,你只需要默默地陪着他们就好。

心理治疗能起到帮助作用

找心理治疗师分析一下究竟是什么困扰着你，认清自己不断陷入的旧有模式，对你能起到很好的帮助作用。我们不少人有这样一种信念：看心理治疗师意味着我们很软弱，或者说我们无力应对问题。但不幸的是，这些都是错误且危险的假设。要应对问题，就是要正视感受，而不是回避感受。拥有力量，说到底是能够忍受情绪、主动向情绪靠近，而不是退缩、无视情绪的存在。留意你的感受，给它们贴上标签，然后勇敢地接受它们，这个过程会为你带来一种无比强大的自信感。

心理治疗师能够帮助你跳出你身陷的怪圈，并且知道该如何帮助你应对可能让你苦苦挣扎的各种情绪。如果从来没人教过你如何表达并管理情绪，你怎么可能知道该做什么呢？既然如此，找一个能帮你解决问题的人聊聊又有什么错呢？我们不会期望自己知道汽车运作的一切原理，我们只是很自然地接受了"机修工有这方面的知识，可以帮助我们"这个假设。同理，我们也很自然地接受了"我们不会剪头发，因此我们去找美发师"这个假设。可是人类的身体远比汽车要复杂，情绪也远比头发难驾驭，那为什么寻求美发师或机修工的服务没问题，但寻求心理治疗师的服务反倒不可以了呢？

"情绪健康"，而非"心理健康"

照料我们的情绪健康对我们自身的整个系统都至关重要，而且由于身体和大脑都影响着我们的感受状态，继续把心理和身体划分为两个割裂的部分已经说不过去了。出于这个原因，我相信"情绪健康"这种说法比"心理健康"更精准。

科学向我们展示了身体和大脑的合作方式：通过我们的神经系统、心脏和肠道，大脑不断预测我们每时每刻需要哪些资源。正是这种活动导致了情绪的产生。

我们的系统随时审视潜在的威胁，以确保我们的安全。与此同时，它也检查安全性并寻求联结，让我们处于活跃、有动力的状态。这种被某些研究人员称为"联结和安全系统"的东西是我们获得幸福感的关键。它帮助我们建立和维持人际关系，还让我们能够与群体中的其他人合作。如果没有安全和联结的感觉，我们会陷入基于威胁的模式，或进入解离、关闭的状态。

情绪健康还在于我们和他人之间形成的联结。如果我们先前有过导致伤害、批评、忽略或虐待的人际关系，这种经历的影响会通过我们的神经系统、身体以及我们的习惯性假设和思维模式体现出来。于是，我们学会了用特定的方法来管理自己和自己的情绪。但是有一点很重要：我们还有希望，我们可以学习新的依恋模式，也可以学习如何在和他人交流时重新获得安全感，并建立起对我们有益的联结。

回顾关键信息

我们对心理治疗持谨慎态度，因为我们不想体验处于心烦意乱的感觉。

压抑行为很正常，但我们需要适时释放并处理我们压抑的情绪，以获得心理上的平衡。

要管理好情绪，我们可以学着忍受由情绪引发的躯体反应，而不去与情绪做斗争或压抑情绪。这种躯体反应说明我们的内感受器网络正在活动。它是我们的大脑和身体与我们的自主神经系统之间进行沟通的桥梁。

我们可以支持并教育孩子，让他们留意自己的感受，并为这些感受贴上标签，而不急于去消除他们的情绪。

把一些新的情绪用语慢慢带入日常生活会对我们大有帮助，比如安全、联结和解脱。我们的神经系统需要在这三种感受状态之间取得平衡。让我们感到安全的人和地方；让我们有归属感和紧密联系的人、地方和活动；刚好被激活到产生兴趣、有投入感的程度；以及能够留意并及时释放情绪，达到解脱状态的能力。感到"解脱"对我们来说很重要，而哭泣是获得解脱感的一种方式。我们需要允许自己哭泣，不要因为害怕释放而强忍眼泪。我们要学着给自己的系统"放气"，就像给暖气片放气一样——松开、释放、处理。如果我们每个人都能更经常、更用心地这么去做，我们就会减少对情绪的恐惧，不再总是觉得需要压抑情绪，我们内心的挣扎也会少很多。

感到安全且与他人建立联结是我们情绪健康至关重要的部分。

如果你认识的某人感到很难过，静静地坐在他身边，允许他停留在那种感受里。在一个让我们有安全感的人的支持下处理情绪，是展开疗愈工作的理想条件。

"逃避"使得我们与我们的情绪之间产生了距离。这种距离意味着我们调整情绪和为情绪贴上精准标签的可能性会降低，因为我们总是试图远离自己的体验。逃避会让我们觉得更难受、更失控。

*****

我希望这本书能对你有些许的帮助，为你提供了一种不同的处理情绪的方法，并且向你证明了一点：感到心烦意乱并没有错。它并不意味着你软弱，也不意味着你"疯了"。找一名心理治疗师谈谈，倾诉或处理自己的情绪，学会用正确的方法应对它们，而不是一味地与它们做斗争。这会对你大有裨益。切记，找人聊聊没什么可耻的，当然谈话也不是唯一的方法。本书的第十章说明，除了传统的"谈话疗法"，你还有很多其他选择。请千万不要独自挣扎。

再做一次测试

现在，我们来重温一下在引言部分你做过的几组问题（根据你的实际情况在 0～10 分的范围内打分，0 表示"完全不同意"，10 表示"完全同意"），看看现在的结果有什么不同。

（一）情　绪

1. 我经常无法理解自己的情绪，或者不知道它们从何而来。　　____

2. 我希望自己没有情绪起伏。　　____

3. 我讨厌某些情绪带给我的感觉。　　____

把这三道题的分数加在一起，得出你目前对情绪感到不舒适程度的总分。____

接着以同样的方式来看看关于心理治疗的三道是非题：

(二)心理治疗

1. 我觉得看心理治疗师这事让我不太舒服。 ＿＿＿

2. 我不知道怎么为自己寻求帮助,也不知道去哪里寻求这样的帮助。＿＿＿

3. 我不想尝试心理治疗。 ＿＿＿

把这三道题的分数加在一起,得出你目前对心理治疗的看法的总分。＿＿＿＿

把上面的分数与你在本书开头部分得到的分数进行比较。你有没有看到变化,哪怕是一分? 这些是你现在的分数,你觉得它们意味着什么?

如果你在引言部分也做了"情绪信念问卷"的测试,不妨**回头**再做一次进行对比。

参考文献

Allsopp, K., Read, J., Corcoran, R., and Kinderman, P. (2019). 'Heterogeneity in psychiatric diagnostic classification'. *Psychiatry Research* 279: 15–22.doi:10.1016/j.psychres.2019.07.005.

Andrews, B. (2014). 'Boys don't cry'. *Healthcare Counselling and Psychotherapy Journal* 14(3).

Aron, E. (1999). *The Highly Sensitive Person: How to Survive and Thrive When the World Overwhelms You*. London: Thorsons.

Australian Psychological Society (2018). *Evidence-Based Psychological Interventions for Mental Disorders: A Review of the Literature*. 4th edn.Available at www.psychology.org.au/getmedia/23c6a11b-2600-4e19-9a1d-6ff9c2f26fae/Evidence-based-psych-interventions.pdf.

BACP (2018). *Working with Suicidal Clients in the Counselling Professions* [Good Practice in Action 042: fact sheet]. Lutterworth: BACP. Available at https://www.bacp.co.uk/media/2157/bacp-working-with-suicidal-clients-fact-sheet-gpia042.pdf.

——— (2020). 'Providing help at the point of need: insights from single-session therapy'. Available at www.bacp.co.uk/bacp-journals/ university-and-college-counselling/may-2020/providing-help-at-the-point-of-need/.

Bai, Z., Luo, S., Zhang, L., Wu, S., and Chi, I. (2019). 'Acceptance and commitment therapy (ACT) to reduce depression: a systematic review and meta-analysis'. *Journal of Affective Disorders* 260(1): 728–37. doi: 10.1016/j.jad.2019.09.040.

Barrett, L. F. (2017). *How Emotions Are Made: The Secret Life of the Brain*. London: Macmillan.

—— (2018). 'You aren't at the mercy of your emotions – your brain creates them' [video]. Available at www.ted.com/talks/lisa_feldman_ barrett_you_aren_t_at_the_mercy_of_your_emotions_your_brain_ creates_them.

Beck, A. T., Rush, A. J., Shaw, B. F., and Emery, G. (1979). *Cognitive Therapy of Depression*. New York: Guilford.

Bohart, A. C. (2000). 'The client is the most important common factor: clients' self-healing capacities and psychotherapy'. *Journal of Psychotherapy Integration* 10(2): 127–49. doi: 10.1023/ A:1009444132104.

Boudewyns, P. A., Stwertka, S. A., Hyer, L. A., Albrecht, S. A., and Sperr, E. V. (1993). 'Eye movement desensitisation for PTSD of combat: a treatment outcome pilot study'. *The Behavior Therapist* 16(2): 30–33.

Brooks, A. W., Schroeder, J., Risen, J. L., Gino, F., Galinsky, A., Norton, M. L., and Schweitzer, M. E. (2016). 'Don't stop believing: rituals improve performance by decreasing anxiety'. *Organizational Behavior and Human Decision Processes* 137: 71–85.

Brown, B. (2019). *Dare to Lead*. London: Ebury.

Butler, E. A., Egloff, B., Wilhelm, F. H., Smith, N. C., Erickson, E. A., and Gross, J. J. (2003). 'The social consequences of expressive suppression'. *Emotion* 3(1): 48–67. doi:10.1037/1528-3542.3.1.48.

Butler, E. A., Lee, T. L., and Gross, J. J. (2007). 'Emotion regulation and culture: are the social consequences of emotion suppression culture-specific?' *Emotion* 7(1): 30–48. doi: 10.1037/1528-3542.7.1.30.

Cameron, J. (1994). *The Artist's Way: A Spiritual Path to Higher Creativity*. New York: Souvenir.

Carvel, J. (2004). 'How the death of one black patient treated as a "lesser being" showed up race bias'. *Guardian*, 6 February 2004. Available at https://www.theguardian.com/uk/2004/feb/06/race.politics.

Chakrabarti, S. (2015). 'Usefulness of telepsychiatry: a critical evaluation of videoconferencing-based approaches'. *World Journal of Psychiatry* 5(3): 286–304. doi: 10.5498/wjp.v5.i3.286.

Clement, S., Schauman, O., Graham, T., Maggioni, F., EvansLacko, S., Bezborodovs, N., and Thornicroft, G. (2015). 'What is the impact of mental health-related stigma on help-seeking? A systematic review of quantitative and qualitative studies'. *Psychological Medicine* 45(1): 11–27. doi: 10.1017/ S0033291714000129.

Connor, K. R. (2011). 'Reading from the heart out: Chief Bromden through indigenous eyes'. *Concentric* 37(1): 231–53.

Cristea, D. D., and Hofmann, S. G. (2018). 'Why cognitive behavioral therapy is the current gold standard of psychotherapy'. *Frontiers in Psychiatry* 9(4). doi: 10.3389/fpsyt.2018.00004.

Critchley, H. D., and Garfinkel, S. N. (2017). 'Interoceptionand emotion'. *Current Opinion in Psychology* 17: 7–14. doi: 10.1016/ j.copsyc.2017.04.020.

Curran J., Parry, G. D., Hardy, G. E., Darling, J., Mason, A.-M., and Chambers, E. (2019). 'How does therapy harm? A model of adverse process using task analysis in the meta-synthesis of service users' experience'. *Frontiers in Psychology* 10:347. doi:10.3389/fpsyg.2019.00347.

de Botton, A., and the School of Life. (2019). *The School of Life: An Emotional Education*. London: Hamish Hamilton.

Dermendzhiyska, E. (2019). 'Cradled by therapy: why therapy works is still up for debate. But, when it does, its methods mimic the attachment dynamics of good parenting'. *Aeon* [website], 19 December 2019. Available at https://aeon.co/essays/how-attachment-theory-works-in-the-therapeutic-relationship.

Dingfelder, S. F. (2008). 'Make the most of one session'. Monitor on Psychology 39(5): 40–41.

Ekman, P., and Friesen, W. V. (1974). 'Detecting deception from the body or face'. *Journal of Personality and Social Psychology* 29(3): 288–98. doi: 10.1037/h0036006.

Epstein, R. (2019). 'Distance therapy comes of age'. *Scientific American Mind* 22(2): 60–63.

Felitti, V. J., Anda, R. F., Nordenberg, D., Williamson, D. F., Spitz, A. M., Edwards, V., Koss, M. P., and Marks, J. S. (1998). 'Relationship of childhood abuse and household dysfunction to many of the leading causes of death in adults: the adverse childhood experiences (ACE) study'. *American Journal of Preventive Medicine* 14(4): 245–58. doi: 10.1016/S0749-3797(98)00017-8.

Filer, N. (2019). *The Heartland: Finding and Losing Schizophrenia*. London: Faber.

Firth, J., Torous, J., Nicholas, J., Carney, R., Rosenbaum, S., and Sarris, J. (2017). 'Can smartphone mental health interventions reduce symptoms of anxiety? A meta-analysis of randomized controlled trials'. *Journal of Affective Disorders* 218: 15–22. doi: 10.1016/j.jad.2017.04.046.

Freedenthal, S. (2017). 'A suicide therapist's secret past'. *New York Times*, 11 May 2017.

Friedl, R. (2021). *The Beat of Life: A Surgeon Reveals the Secrets of the Heart*. London: Hero.

Gardner, M. N., and Brandt, A. M. (2006). '"The doctors' choice is America's choice": the physician in US cigarette advertisements, 1930–1953'. *American Journal of Public Health* 96(2): 222–32.doi: 10.2105/AJPH.2005.066654.

Gautam, A., Polizzi, C. P., and Mattson, R. E. (2019). 'Mindfulness, procrastination, and anxiety: assessing their interrelationships'. *Psychology of Consciousness: Theory, Research, and Practice* [advance online publication]. doi: 10.1037/cns0000209.

Gerada, C. (2018a). 'Doctors, suicide and mental illness'. *British Journal of Psychiatry Bulletin* 42(4): 165–8. doi: 10.1192/ bjb.2018.11.

——— (2018b). 'For doctors with mental illness, "help me" can be the hardest words'. *Guardian*, 6 June 2018. Available at www.theguardian. com/commentisfree/2018/jun/06/doctors-mental-health-problems-taboo.

Gilbert, P. (2010). *Compassion Focused Therapy: Distinctive Features*. London: Routledge.

Goleman, D. (1987). 'Embattled giant of psychology speaks his mind'. *New York Times*, 25 August 1987.

Gross, J. J., and Levenson, R. W. (1997). 'Hiding feelings: the acute effects of inhibiting negative and positive emotion'. *Journal of Abnormal Psychology* 106(1): 95–103. doi:10.1037/0021-843X.106.1.95.

Guille, C., Zhao, Z., and Krystal, J. (2015). 'Web-based cognitive behavioral therapy intervention for the prevention of suicidal ideation in medical interns'. *JAMA Psychiatry* 72(12): 1192–8.

Hari, J. (2018). *Lost Connections: Uncovering the Real Causes of Depression – and the Unexpected Solutions*. New York: Bloomsbury.

Harris, R. (2008). *The Happiness Trap: How to Stop Struggling and Start Living*. Boston, MA: Trumpeter.

Jacobs Hendel, H. (2018). *It's Not Always Depression: A New Theory of Listening to Your Body, Discovering Core Emotions and Reconnecting with Your Authentic Self*. London: Penguin.

Johnstone, L., and Boyle, M., with Cromby, J., Dillon, J., Harper, D., Kinderman, P., Longden, E., Pilgrim, D., and Read, J. (2018). *The Power Threat Meaning Framework: Towards the Identification of Patterns in Emotional Distress, Unusual Experiences and Troubled or Troubling Behaviour, as an Alternative to Functional Psychiatric Diagnosis*. Leicester: British Psychological Society. Available at https://www.bps.org.uk/sites/bps.org.uk/files/ Policy%20-%20Files/ PTM%20Main.pdf.

Kinman, G., and Teoh, K. (2018). *What Could Make a Difference to the Mental Health of UK Doctors? A Review of the Research Evidence*. London: Society of Occupational Medicine. Available at www.som. org.uk/sites/som.org.uk/files/What_could_make_a_difference_to_the_ mental_health_of_UK_doctors_LTF_SOM. pdf.

Lauderdale, S. A. (2017). 'Evaluating the distinction between aversive indecisiveness and procrastination: relationships with anxiety, anxiety vulnerability, and personality traits' [poster presented at the 51st annual convention of the Association for Behavioral and Cognitive Therapies, November 2017, San Diego, CA].

Lawrence, L. (2009). 'Cigarettes were once "physician" tested, approved'. Available at www.healio.com/hematology-oncology/news/print/

hemonctoday/%7B241d62a7-fe6e-4c5b-9fed-a33cc6e4bd7c%7D/
cigarettes-were-once-physician-tested-approved.

Levenson, R. W. (1994). 'Human emotion: a functional view'. In Ekman, P., and Davidson, R. J. (eds), The Nature of Emotion: Fundamental Questions. New York: Oxford University Press (123–6).

Levin, M. E., Haeger, J. A., and Pierce, B. G. (2016). 'Web-based acceptance and commitment therapy for mental health problems in college students: a randomized controlled trial'. *Behavior Modification* 41(1): 141–62.

Levine, P. A. (2010). *In an Unspoken Voice: How the Body Releases Trauma and Restores Goodness*. Berkeley, CA: North Atlantic.

Liddon, L., Kingerlee, R., and Barry, J. A. (2018). 'Gender differences in preferences for psychological treatment, coping strategies, and triggers to help-seeking'. *British Journal of Clinical Psychology* 57(1): 42–58.

Lilienfeld, S. O. (2007). 'Psychological treatments that cause harm'. *Perspectives on Psychological Science* 2(1): 53–70. doi: 10.1093/acrefore/9780190236557.013.68.

Megías-Robles, A., Gutiérrez-Cobo, M. J., Gómez-Leal, R., Cabello, R., Gross, J. J., and Fernández-Berrocal, P (2019). 'Emotionally intelligent people reappraise rather than suppress their emotions'. *PLoS ONE* 14(8). doi: 10.1371/journal.pone.0220688.

Millings, A., and Carnelley, K. B. (2015). 'Core belief content examined in a large sample of patients using online cognitive behaviour therapy'. *Journal of Affective Disorders* 186: 275–83. doi: 10.1016/j.jad.2015.06.044.

Mind (2018). 'Mental Health Units (Use of Force Bill) becomes law'. Mind [website], 1 November 2018. Available at https://www.mind.org.uk/news-campaigns/news/mental-health-units-use-of-force-billbecomes-law.

Mitmansgruber, H., Beck, T., Höfer, S., and Schüßler, G. (2009). 'When you don't like what you feel: experiential avoidance, mindfulness and meta-emotion in emotion regulation'.*Personality and Individual Differences* 46(4): 448–53. doi: 10.1016/j.paid.2008.11.013.

Mogk, C., Otte, S., Reinhold-Hurley, B., and Kröner-Herwig, B. (2006). 'Health effects of expressive writing on stressful or traumatic experiences – a meta-analysis'. *GMS Psycho-Social Medicine* 3:Doc06.

Moncrieff, J. (2009). *A Straight Talking Introduction to Psychiatric Drugs.* Monmouth: PCCS.

National Institute for Clinical Excellence (2004). *Short-Term Management of Violent (Disturbed) Behaviour in Adult Psychiatric In-Patient and Accident and Emergency Settings.* London: NICE.

Nelson R. E., and Kim J. (2011). 'The impact of mental illness on the risk of employment termination'. *Journal of Mental Health Policy Economics* 14(1): 39–52.

Office for National Statistics (2020). 'Suicides in England and Wales: 2019 registrations'. Available at www.ons.gov.uk/peoplepopulationandcommunity/birthsdeathsandmarriages/deaths/bulletins/suicidesintheunitedkingdom/2019registrations.

Osmo, F., Duran, V., Wenzel, A., Reis de Oliveira, I., Nepomuceno, S., Madeira, M., and Menezes, I. (2018). 'The negative core beliefs inventory: development and psychometric properties'. *Journal of Cognitive Psychotherapy* 32(1):67–84.doi:10.1891/0889-8391.32.1.67.

Park, D., Ramirez, G., and Beilock, S. L. (2014). 'The role of expressive writing in math anxiety'. *Journal of Experimental Psychology: Applied*

20(2):103–11.doi:10.1037/xap0000013.

Pennebaker, J. W., and Smyth, J. M. (2019). *Opening Up by Writing It Down: How Expressive Writing Improves Health and Eases Emotional Pain*. New York: Guilford.

Porges, S. W. (2011). *The Polyvagal Theory: Neurophysiological Foundations of Emotions, Attachment, Communication, and Self-Regulation*. New York: Norton.

Roos, C., Oord, S., Zijlstra, B., Lucassen, S., Perrin, S., Emmelkamp, P., and Jongh, A. (2017). 'Comparison of eye-movement desensitization and reprocessing therapy, cognitive behavioral writing therapy, and wait-list in pediatric posttraumatic stress disorder following single-incident trauma: a multicenter randomized clinical trial'. *Journal of Child Psychology and Psychiatry* 58(10): 1219–28. doi: 10.1111/jcpp.12768.

Rost, F. (2019). 'Psychotherapy in the era of evidence-based practice' [Powerpoint presentation, BACP – Working with Research in Practice, Universities and Colleges Conference, 13 June 2019].

Royal College of Nursing (2005). National Collaborating Centre for Nursing and Supportive Care (UK). *Violence: The Short-Term Management of Disturbed/Violent Behaviour in In-Patient Psychiatric Settings and Emergency Departments*. London: Royal College of Nursing (UK); 2005 Feb. PMID: 21834187. https://pubmed.ncbi.nlm.nih.gov/21834187/

Schueller, S. (2020). 'How to choose effective, science-based mental health apps' [podcast]. *Speaking of Psychology* 116. Available at https://www.apa.org/research/action/speaking-of-psychology/ science-based-mental-health-apps.

Sebastian, B., and Nelms, J. (2017). 'The effectiveness of emotional freedom techniques in the treatment of posttraumatic stress disorder: a meta-analysis'. *Explore* 13(1): 16–25. doi: 10.1016/j. explore.2016.10.001.

Shapiro, E. (2009). 'EMDR treatment of recent trauma'. *Journal of EMDR Practice and Research* 3(3): 141–51. doi: 10.1891/1933-3196.3.3.141.

Sherine, A. (2018). *Talk Yourself Better: A Confused Person's Guide to Therapy, Counselling and Self-Help*. London: Robinson.

Siegel, D. J. (2011). *The Neurobiology of 'We': How Relationships, the Mind, and the Brain Interact to Shape Who We Are* [audiobook]. Louisville, CO: Sounds True.

Smith, R., Alkozei, A., and Killgore, W. (2017). 'How do emotions work?' *Frontiers for Young Minds* 5(69). doi: 10.3389/ frym.2017.00069.

Szasz, T. (2010). *The Myth of Mental Illness: Foundations of a Theory of Personal Conduct*. London: Harper Perennial.

Topkaya, N. (2015). 'Factors influencing psychological help seeking in adults: a qualitative study'. *Educational Sciences: Theory and Practice* 15(1): 21–31. doi: 10.12738/estp.2015.1.2094.

Torre, J. B., and Lieberman, M. D. (2018). 'Putting feelings into words: affect labeling as implicit emotion regulation'. *Emotion Review* 10(2): 116–24. doi.org/10.1177/1754073917742706.

van der Kolk, B. A. (2014). *The Body Keeps the Score: Brain, Mind, and Body in the Healing of Trauma*. New York: Viking.

Waters, S. F., Karnilowicz, H. R., West, T. V., and Mendes, W. B. (2020). 'Keep it to yourself? Parent emotion suppression influences physiological linkage and interaction behavior'. *Journal of Family Psychology* 4(7): 784–93. doi:10.1037/fam0000664.

Webb, T. L., Miles, E., and Sheeran, P. (2012). 'Dealing with feeling: a meta-analysis of the effectiveness of strategies derived from the process model of emotion regulation'. *Psychological Bulletin* 138(4): 775–808. doi: 10.1037/a0027600.

Wegner, D. M. (1997). 'When the antidote is the poison: ironic mental control processes'. *Psychological Science* 8(3): 148–50. doi. org/10.1111/j.1467-9280.1997.tb00399.x.

Young, J. E., Klosko, J. S., and Weishaar, M. E. (2003). *Schema Therapy: A Practitioner's Guide*. New York: Guilford.

Yousaf, O., Grunfeld, E. A., and Hunter, M. S. (2015). 'A systematic review of the factors associated with delays in medical and psychological help-seeking among men'. *Health Psychology Review* 9:2: 264–76. doi: 10.1080/17437199.2013.840954.

Zarbo, C., Tasca, G. A., Cattafi, F., and Compare, A. (2016). 'Integrative psychotherapy works'. *Frontiers in Psychology* 6(2021). doi: 10.3389/fpsyg.2015.02021.

Zilcha-Mano, S. (2017). 'Is the alliance really therapeutic? Revisiting this question in light of recent methodological advances'. *American Psychologist* 72(4): 311–25. doi: 10.1037/a0040435.

Zwerenz, R., Becker, J., Knickenberg, R. J., Siepmann, M., Hagen, K., and Beutel, M. E. (2017). 'Online self-help as an add-on to inpatient psychotherapy: efficacy of a new blended treatment approach'. *Psychotherapy and Psychosomatics* 86(6): 341–50. doi:10.1159/000481177.

附　录

第一章　对心理治疗的恐惧

消极的核心信念和积极的替代选择

核心恐惧和信念大多聚集在某些主题周围。下面这个简化版的清单着重列出了 CBT 文献中有详细记录的常见主题。这些信念可能在情绪高涨或经历创伤的时候形成，也可能在我们无法挑战它们的时候通过条件反射而形成。不经意间，它们就会变成我们看待这个世界的滤镜。

- 自我缺陷
- 责任
- 控制和选择

• 安全和脆弱

1. 自我缺陷（我哪里出了问题）

消极信念	替代（有帮助的）信念
我不够好	我现在这样挺好的，我不需要完美
我能力不足	我很能干，我做自己就够了
我不配拥有爱	我值得拥有爱
我不招人喜爱	我招人喜爱
我没有价值	我有价值，我值得更好
我很软弱	我不是完全软弱，必要的时候我可以坚强
我已经被毁了	我还活着，可以做很多事情，我没有被彻底毁掉
我可耻、丑陋	我相信我有价值。我不仅仅是我的外表展现出来的而已。如果我做错了什么事，这并不意味着我需要永远遮遮掩掩
我很愚蠢	可能有些事我当时并不知道，我本来就不可能了解一切。犯错没关系，我可以学习。仅仅因为我忘了或对某件事不了解，并不意味着我很愚蠢
我和别人都不一样	我现在这样没什么不好
我是个坏人	我对事情很上心，我并非一无是处。我们每个人都有缺陷。做了一些糟糕的举动不代表我是个彻底的坏人

2. 责任

消极信念	替代（有帮助的）信念
我犯了错	在当时信息有限的情况下，我已经尽力做到了最好
怪我不好	事情的进展不是完全在我控制之内，还有很多其他因素。我在当时做出了我的选择。虽然结果不尽如人意，但我能够从中吸取教训
我有责任把错误纠正过来	我虽然有戏份，但这不是独角戏，我无须对所有事情负责。有时我也得让其他人承担一些责任

3. 控制和选择

消极信念	替代（有帮助的）信念
我无能为力	我有选择权，也有发言权。我可以和他人沟通我的需求。我无需继续保持沉默
我感觉很无助	我能做一些事来帮助我自己

4. 安全和脆弱

消极信念	替代（有帮助的）信念
我很脆弱，没有安全感	我现在是安全的，我需要提醒自己这一点
我没法相信任何人	我能选择信任谁

消极信念	替代（有帮助的）信念
我没法相信自己	我能学着相信自己此刻的判断
没人会保护我	我现在没有遇上危险，但是如果遇上了，我知道该怎么办。我能照顾好自己
我可能会死	我很安全，我还活着
如果我流露情绪，会有糟糕的事发生	我能够感受和表达我的情绪，不会有糟糕的事发生

　　关于这些核心信念，我想指出的一点是——可能你也已经注意到了——表格左边列出的都像是绝对性标签。它们用陈述事实的口吻，体现了"要么全部，要么一无所有"的特点，似乎没有中间地带。这是因为我们的大脑喜欢对事物进行分类，而这种能力通常是在情绪高涨或我们年轻时发展起来的——无论哪一种情形，我们都不会去考虑黑与白之间不同程度的灰色，也不会考虑抽象的东西。于是，我们就有了这些快速为自己贴标签的方法，而这些标签会伴随我们很多年，既没有被发现，也没有受到质疑。

　　留意一下表格右边的替代信念，它们的绝对性要低很多，更能接受某个情形里以及我们内心的灰色地带。

　　这些核心信念有没有引起你的共鸣？你是否注意到身体的微微退缩或移动？有没有哪条信念你看了不止一遍？你是否也为自己贴上了其中的某些标签？有可能你一直在使用这些标签，

但根本没意识到它们对你产生的影响。如果这当中的任何一类标签符合你的自我认知，我希望你能记住一点：你可以对它们进行重新评估。这正是心理治疗能够帮到你的地方，它可以向你展示如何改变类似的模式，但首先你得知道自己拥有什么样的模式，并且相信改变是可能的。

下次当你又急着为自己贴上消极、添堵的标签（比如"我就是不够好，做不了这事"或"我无法应对"）的时候，先暂停一下，尽最大的努力找一些黑白之间的灰色地带，不要立刻相信绝对化的标签。

第二章　情绪的麻烦之处

情绪标签

和上一个部分中提到的核心信念类似，情绪标签也经常在我们浑然不知的情况下被我们长期使用。同理，大脑对分类的需求是产生这种现象的主要原因之一，另外我们共享的社会规范也起了作用。

愤怒的、担忧的、焦虑的、悲伤的、难过的，诸如此类的词汇在心理治疗的谈话过程中经常出现，来访者和治疗师使用它们的频率都很高。对这些词汇的熟悉给我们造成了一种错觉，好像它们的意思都再明显不过，其实它们并不像我们想的那样具有共通性。丽莎·费尔德曼·巴雷特在《情绪》一书中提到，尽管我们认为自己一定能准确地判断他人正在流露的情绪，但来自数个科学研究的证据已经显示，我们并非都以同样的方式展现情绪。比如，不同的人展现愤怒的方式可能大相径庭：一个人也许会满脸通红、身体膨胀、猛砸拳头，而另一个人也许表现得非常安静，只是狠狠地盯着令自己发怒的对象，但没有更多外显的侵略性迹象。巴雷特说，科学研究显示，掌握更多词汇来解释自己内心感受的人似乎比缺乏这些词汇的人更擅长管理情绪，并且总体上来说更为成功。这背后可能会有很多种原因，其中一种原因是：如果我们能够精准地提炼我们的真实感受，这就表示我们在仔细观察自己的体验，并在我们观察的基础上采用策略来管理这些感受。也许因为我们和这些微妙的感受更加同频，我们才能够在它们膨胀前就注意到其发展态势。举个例子，我们可以留意并管理一些细小的烦恼，而不是在懊恼情绪不断累积后失控暴怒。这样的话，比起那些平时不太关注自己感受、很少掌握精准的词汇来描述情绪体验的人，我们能够更好地管理自己的情绪。

当我说"注意你的感受"时，我不仅仅指你脑子里的想法，还包括你身体层面的物理反应。如果你觉得肠道里有被紧紧抓住的感觉，这是一种感受；如果你觉得在与某人说话时呼吸越来越急促，这是一种感受；当你的身体经历这些感觉时，你脑子里会冒出一些想法，这也是一种感受。感受不一定是个无形的概念，它可以是上面提到的各种形式，包括你脑子里的想法，身体的感觉、冲动及移动。如果你留意这些细节，你会逐渐了解自己身体的哪个部位最容易感受到某些情绪。比如，在我紧张的时候，我的下方肠道立刻就会有反应。那是一种"扭曲的"感觉。

现在就来试试吧。迅速地扫描一下全身，看看你哪个部位保持着紧张感。你是否正在咬着嘴唇，或紧绷着脚趾？深吸一口气，然后一边慢慢呼出，一边释放紧张感。

当你下次注意到自己坐立不安、倍感压力、紧张、焦虑或沮丧的时候，记得扫描一下全身，看看有什么发现。这个"紧张感"到底在哪里？你的肠道？你的头部？你是否紧绷着下巴？你会用什么词来描述此刻的感受？

找到合适的词汇来描述某种感受可能具有一定难度。其中一个原因就是我们的大脑里有不同的部分负责"感觉"和"描述"的工作。但这也是有好处的，它可以让我们保持一定的距离，在一个相对客观的空间里静下心来选择下一步该做什么。如果我们能不断练习，我们的技能也会逐渐提高，不再遭受情绪的突袭。

看看下面关于情绪词汇的清单。除了使用"焦虑的"，还有没有什么别的词汇可以描述这种感受？也许可以用"不安的""怀疑的"或者"不确定的"？如果有什么合适的词不在清单里，你可以自己把它加进去。这种技能是我们情绪素养的一部分，我小时候从来没人教过我这些。这种技能是非常重要的，我们需要学会描述和管理自己的情绪,知道情绪是什么东西,懂得如何识别自己的情绪,以及如何和他人交流自己的感受。

那我们就来试试吧,我很想知道我们能否一起创造出更多的情绪词汇。我先列出我的词汇,欢迎你随时贡献出你的词汇。你肯定有过与我不同的经历,因此我对情绪用词没有垄断权。

下次当你再次留意到自己的某种感受时,无论是难过的、深思熟虑的、不确定的,还是担忧的、愤怒的或尴尬的,我都希望你能观察自己身体的哪个部位有物理反应,然后从这个清单里找到一个合适的词来描述这种感受。如果找不到,就用你自己的词。你这样尝试的次数越多,你就越能精准地辨别出自己感受的微妙之处,这也势必让你更能掌控自己的情绪。

害怕的

解释: 感到恐惧不安

替代选择: 恐慌的、焦虑的、不安的、恐惧的、受惊吓的、被吓倒的、紧张的、惊慌失措的、石化的、惊恐的、动摇的、震惊的

愤怒的

解释: 感到及表达暴怒或恼火

替代选择: 懊恼的、生气的、暴怒的、恼怒的、狂怒的、大怒的、义愤填膺的、发怒的、恼火的、激烈的、气愤的、震怒

的、被激怒的、怒火中烧的、咆哮的、疯狂的、被惹火的、烦恼的

平静的

解释：处于心平气和、安静、放松的状态

替代选择：心平气和的、放松的、安详的、舒适自在的、舒缓的、宁静的、无忧无虑的

联结的

解释：觉得自己是某样东西的一部分，有归属感（这对我们的神经系统很重要）

替代选择：附属的、相关联的、参与的、同族的、有联系的、相关的、绑在一起的、相连的、被爱的、有归属的

厌恶的

解释：感到恶心或反胃的

替代选择：惊骇的、作呕的、反感的、憎恶的、恶心的、避之不及的

热情的

解释：感到有兴趣且愿意的

替代选择：热切的、投入的、渴望的、热衷的、急切的、

热情洋溢的、激动的、炽热的、兴趣浓厚的、充满激情的

激动的
解释：非常兴奋的、为行动做好了准备

替代选择：生机勃勃的、激昂的、热情的、期待的、极度兴奋的、感动的、振奋的、骚动的、受刺激的、狂热的、渴望的

枯燥无趣的
解释：面无表情的、迷茫的

替代选择：空虚的、抑郁的、没有精神的、无精打采的、筋疲力尽的、麻木的、休克的、疲倦的、疲软的、厌倦的、没有能量的、疲惫不堪的

沮丧的
解释：被拖后腿、受到阻碍无法完成某事，或者期望一直无法实现

替代选择：失望的、泄气的、灰心的、厌烦的

受激励的
解释：充满能量的、看到可能性的

替代选择：受鼓励的、有活力的、受刺激的、受影响的、被灌输的、有积极性的、被劝说的、被激发的

被激怒的

解释：感觉无法休息、坐立不安、火气大

替代选择：焦虑不安的、易怒的、不愉快的、慌张的、脾气不好的、脾气暴躁的、被烦扰的、不耐烦的、恼火的、惹恼的、易怒的、恼怒的

孤独的

解释：感觉无法和他人产生联结

替代选择：被抛弃的、独自一人的、没有伙伴的、疏远的、被遗弃的、没有朋友的、孤立的、被排斥的、独处的

宽慰的

解释：能够摆脱紧张状态的感觉

替代选择：感到振奋的、得到安慰的、高兴的、感激的、快乐的、欣慰的、放心的、感谢的

悲伤的

解释：因某人或某物不复存在而感觉到有损失或缺失

替代选择：伤心的、抑郁的、情绪低落的、空虚的、忧伤的、闷闷不乐的、悲痛的、消沉的、忧郁的、悲哀的、愁眉苦脸的、忧心忡忡的、眼泪汪汪的、不快乐的、伤感的

安全的

解释： 相信自己在那一刻受到保护，远离危险（健康的神经系统需要留意到这种感觉，这很重要）

替代选择： 坚不可摧的、脱离危险的、受保护的、安然无恙的、安全无忧的、得到安慰的、得到抚慰的

意外的

解释： 因为没有预料到的某事而感到吃惊

替代选择： 震惊的、惊愕的、不解的、不知所措的、糊涂的、恐慌的、尴尬的、仓皇失措的、慌乱失措的、被打乱的、愣住的、困惑的、被难住的、目瞪口呆的

被支持的

解释： 觉得你拥有所需要的帮助（可以是为自己的，也可以是为他人的）

替代选择： 提倡、援助、协助、促进、拥护、保卫、鼓励、帮助、支持、推广、支援、捍卫

难过的

解释： 一种不愉快的混合感觉

替代选择： 焦虑不安的、窒息的、困惑的、不自在的、惊愕的、痛苦的、心烦意乱的、伤心失望的、烦恼的、受伤的、

极度悲伤的、气恼的、发抖的、被折磨的、受困扰的、不快乐
的、揪心的

担心的

解释： 考虑可能会发生的坏事，并因此感到焦虑

替代选择： 焦虑的、忧虑的、回避的、烦恼的、担忧的、
分心的、受干扰的、烦躁不安的、犹豫的、战战兢兢的、紧张
的、坐立不安的、心慌的、焦躁不安的、受惊吓的、起疑心的、
紧绷的、苦恼的、抽搐的、不安的

第三章　我为什么焦虑 I

问卷和自我测试

可靠性和有效性

你自己完成的问卷（而不是治疗师或临床医生完成的问卷）
也被称为自陈式量表。建立一个能够确保可靠性和有效性两大
主要指标的量表颇为耗时。可靠性是指量表在不同的时间点测
量相同的内容或行为——换句话说，测量过程足够稳定。有效
性则是指量表测量的只是问题关注的方面或行为，而不是其他
内容。有效性可以进一步细分为：量表似乎在测应该测的内容
（表面效度），量表在测且只在测应该测的内容（结构效度），量

表能够预测被测内容的特性（预测性）。这些方面都很重要，在它们的综合作用下，你才会觉得量表的最终分数确实能够反映它所衡量东西的特性。互联网上有不计其数的有趣问卷，但它们并不都具备可靠性和有效性，所以你无法确保那些问卷的分数能真实反映它们号称在衡量的东西的特性。比如，一份关于抑郁症的量表可能有这么一个问题："你是不是经常感到烦躁、焦虑？"这个问题看起来是在测量我们情绪低落或脾气暴躁时的感受，表面效度合格。然而，烦躁和焦虑也可能是广泛性焦虑或经历了创伤性事件后过度激活状态的体现，因此如果该量表只是测评抑郁症，其结构效度是不合格的。它还要包含更多的测量内容才能确保该问卷确实适用于抑郁症。这只是一个很简单的例子，但我希望你能意识到，当你在进行自我测量的时候，问卷最终给出的分数必须是有意义的。换句话说，你必须要相信这个测试确实是在衡量它应该衡量的东西。

下次当你再在社交媒体上做那些有趣的测试时，记得问问自己：这个问题确实在衡量它所标榜的内容吗？还是有别的理由能够解释这个问题所关注的方面或行为？

问卷能给我一个明确的诊断吗

有一点很重要：请记住问卷并不能为你提供诊断，也不能告诉你为什么你会有这种感受。然而，如果你发现自己问卷的得分处于中等到严重的范围内，而且这种情况已经持续超过两周（或虽然不到两周，但定期就会出现，已经形成了固定的模式），那你应该赶紧联系医生，或找治疗师聊聊，从而判断自己到底怎么了。举个例子，两个不同的人在做了测试后，结果都处于"严重"的范围内，其中一个可能因为经历了创伤性事件而苦苦挣扎，另一个则可能因为强迫症而无比痛苦。这两种情况都会导致当事人在焦虑这一项得分很高，并且情绪非常低落。

第六章　我什么时候该看心理治疗师

如果你正在为有自杀想法的朋友或家人提供支持，请记住：你不需要替对方解决问题。你只需静静地陪伴左右，允许当事人感受他们的感受（尽管看到他们的内心在挣扎，你肯定会觉得心碎，特别想为他们驱散痛苦）。好好听他们倾诉，仅此而已。这么做没有问题。太多时候，我们都因为自己无法帮助他人解决问题而感到焦虑，这让我们很难和情绪痛苦的人相处。①

---

① 以下是中国一些主要省市心理危机与自杀干预的热线电话号码：

生命教育与危机干预（希望）热线　　　　　　　400-161-9995
中国心理危机与自杀干预中心救助热线　　　（010）62715275
北京危机干预中心心理援助热线　　　　　　（010）82951332
上海市心理援助热线　　　　　　　　　　　（021）12320-5
广州自杀及心理援助热线　　　　　　　　　（020）81899120
深圳心理危机干预热线　　　　　　　　　（0755）25629459
南京生命求助热线　　　　　　　　　　　（025）86528082
（接下页）

我需要去看心理医生吗?

苏州市心理援助热线　　　　　　　　　　　　（0512）65791001
杭州心理危机干预中心救助热线　　　　　　　（0571）85029595
武汉市精神卫生中心咨询热线　　　　　　　　（027）85844666
天津市心理危机干预热线　　　　　　　　　　（022）88188858
四川省心理危机干预中心热线　　　　　　　　（028）87577510
重庆市心理危机干预中心热线　　　　　　　　（023）66644499
青岛市心理危机干预中心热线　　　　　　　　（0532）85669120
河北省心理援助热线　　　　　　　　　　　　（0312）96312
河南省心理援助热线　　　　　　　　　　　　（0373）7095888
山西省心理援助热线　　　　　　　　　　　　（0351）8726199
沈阳市心理援助热线　　　　　　　　　　　　（024）23813000
哈尔滨市心理援助热线　　　　　　　　　　　（0451）82480130
合肥市心理援助热线　　　　　　　　　　　　（0551）63666903
福州市心理援助热线　　　　　　　　　　　　（0591）85666661
广西壮族自治区心理援助热线　　　　　　　　（0772）3136120
海南省心理援助热线　　　　　　　　　　　　（0898）963631

本书根据国内情况在编者注加了一些本土化内容，此处整理的热线电话
号码已由编者核实，确认其正常开通。——编者注

致　谢

　　我非常感谢我在英雄出版社的编辑克里斯蒂安·米勒（Christian Müller）。如果要列个清单来描述我希望与之共事的编辑所拥有的全部特质，我会用你来做模板。

　　感谢我的督导科林·霍华德（Colin Howard）和伊丽莎白·多加特（Elizabeth Doggart）。你们把心理疗法中一些令人兴奋的神经生物学的前沿发展介绍给我，为我的实践打开了新的维度。就心理治疗行业而言，这是个非常激动人心的时代，因为我们越来越多地看到了我们实践背后的科学原理。

　　我还要特别感谢克莱尔·麦金托什（Clare Mackintosh）。我们在 2019 年的蒙蒂文学节（Monty Lit Fest）见面时，你鼓励我完成这本书。你的话在我最需要的时候传到了我耳朵里，给予了我莫大的支持。

　　怀着复杂的情绪，我还要感谢因为新冠疫情导致的封城，

以及家庭教学和视频会议软件Zoom。尽管这些看起来很难和
"感谢"沾边,但无可否认,这次疫情让心理健康(或者用我偏
好的说法——情绪健康)成了大众关注的焦点,对此,我感到
很振奋。如今,在电视或社交媒体上谈论心理健康已经不再是
什么稀罕的事情。和之前的遮遮掩掩、颇多忌讳比起来,这无
疑是往前迈出的巨大一步。